宝宝抚触按摩健康法

主　审

王海泉

主　编

廖　娜　杨　丽

副主编

姜德阔　史东燕　贾学秀

编著者

边运达　朱伟良　左亚飞

刘莹莹　王述建　张丁俊

张涵涵

金盾出版社

内容提要

本书简要介绍了小儿生长发育基础知识和小儿日常保健抚触按摩方法；详细介绍了小儿按摩常用手法、常用穴位及常见病的抚触按摩、预防调摄方法，并配有详细的图解。其内容通俗易懂，图文并茂，可供小儿家长阅读参考。

图书在版编目（CIP）数据

宝宝抚触按摩健康法/廖娜，杨丽主编．—北京 ：金盾出版社，2014.5
ISBN 978-7-5082-9244-1

Ⅰ.①宝…　Ⅱ.①廖…②杨…　Ⅲ.①婴幼儿—按摩　Ⅳ.①R174

中国版本图书馆 CIP 数据核字（2014）第 037233 号

金盾出版社出版、总发行
北京太平路 5 号（地铁万寿路站往南）
邮政编码：100036　电话：68214039　83219215
传真：68276683　网址：www.jdcbs.cn
北京盛世双龙印刷有限公司印刷、装订
各地新华书店经销
开本：705×1000 1/16　印张：12　字数：145 千字
2014 年 5 月第 1 版第 1 次印刷
印数：1～6 000 册　定价：32.00 元

前言

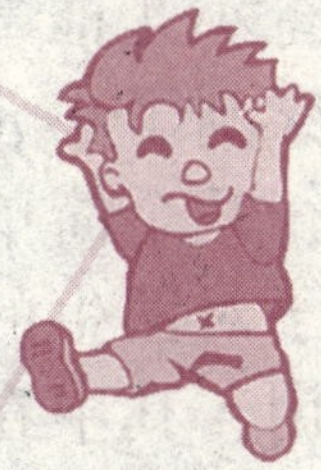

孩子是祖国的花朵，是祖国的希望，孩子的健康关系到我国的兴衰和民族的未来，以及无数家庭的幸福。生活中的我扮演着双重角色，既是一名医生，同时也是一名父亲；在平时的工作当中，也亲自从事一些小儿推拿保健的工作，对于现在孩子的成长和养育过程当中存在的一系列的问题，有一些思考与见解，愿与大家分享育儿保健的体会。

在小儿保健过程当中，抚触疗法和小儿推拿按摩密切结合，对于小儿身体健康和心理发育都有非常好的作用。婴儿抚触是西方的东西，英文的名字叫 Touching，是指经过科学的指导，抚触者通过双手作用于被抚触者的皮肤和部位，进行有次序的、有手法技巧的抚摸，让大量温和良好的刺激通过皮肤的感受器，传输到中枢神经系统，并产生一定的生理效应。它能促进婴儿的健康发育，促进婴儿体重及免疫力的增长。

抚触疗法不是一种机械的操作，也不仅仅是按摩，而是源于心灵的抚触，是抚触者尤其是父母和孩子之间的一种心灵的安抚和交流。

抚触也可以用于健康的儿童，国内外的一些试验表明，经过抚触的新生儿奶量的摄入量明显高于对照组。而且抚触可以增加唾液、胰岛素、胃泌素等消化液的分泌。不仅如此，在早产儿中，抚触还能起到减轻疼痛的神奇作用。对于剖宫产的婴儿，抚触可以消除剖宫产后的隔阂，建立一个更加深刻的亲子关系。随着科研的进展，抚触研究已进入了脑科学及心理学的一个全新的领域。

在临床进行小儿推拿的过程当中，把小儿抚触的一些手法和思想贯穿到了小儿按摩的整个过程当中。在给小儿按摩之前，进行几个简单的抚触手法可以起到与孩子交流情感，减缓孩子对医生的恐惧，调动气血运行，促进小儿按摩疗效的作用。其中在这个治疗期间，穿插着抚触的手法，可以减少手法的不适感，增强手法治疗的效果，在小儿按摩之后，再做一些抚触的手法，可以平复孩子烦躁的情绪，平复气血紊乱的状态，巩固手法的疗效。例如，小儿感冒早期一般的表现为风寒感冒，在后期往往表现为风热感冒，无论是风寒感冒，还是风热感冒，通过按摩治疗后完全可以消除感冒给孩子带来的不适，包括有退热的作用。在现在药物并不十分安全的状态之下，推拿手法和抚触手法的运用，对于孩子的成长有非常好的作用。建议家长掌握一定的小儿推拿和小儿抚触的方法，对于自身孩子的健康，减少孩子去医院的机会和时间，还是很有必要的。

为了更全面地了解和掌握抚触按摩的有关知识，我们编写了《宝宝抚触按摩健康法》一书。全书简要介绍了小儿生长发育基础知识和小儿日常保健抚触按摩方法；详细介绍了小儿按摩的常用手法、常用穴位及常见病的抚触按摩、预防调摄方法，并配有详细的图解。其内容通俗易懂，图文并茂，适合小儿家长阅读参考。

作　者

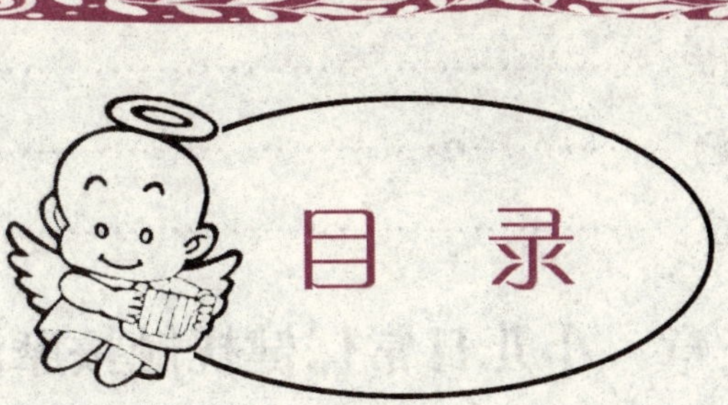

第一章　小儿生长发育基础知识

第二章　小儿按摩基础知识

第三章 小儿日常保健抚触按摩法

第四章 小儿常见疾病的抚触按摩疗法

第一章　小儿生长发育基础知识

一、小儿身体的生长发育

（一）小儿年龄段分期

孩子处于连续不断的生长发育过程中。作为合格的家长，我们有必要了解一下自己的宝宝目前处于哪个阶段。通常我们约定成俗地划分为6个时期。

1. 胎儿期　从精子和卵子结合形成受精卵，直到小儿出生统称为胎儿期。

2. 新生儿期　自出生后到满28天称为新生儿期。

3. 婴儿期　从出生到满1周岁以前为婴儿期。

4. 幼儿期　1周岁以后到满3周岁之前称为幼儿期。

5. 学龄前　3周岁以后到6～7岁入小学前为学龄前期。

6. 学龄期　从6～7岁入学起到12～14岁进入青春期为止为学龄期。

（二）小儿骨骼的发育

1. 颅骨的发育　我们会在宝贝头顶上看到忽闪忽闪的一块区域，和心脏一样的节拍，称为前囟门。需要观察囟门的大小和骨缝闭合的情况以衡量颅骨的骨化程度。后囟门是两块顶骨和枕骨形成的三角形间隙，出生时有的已闭合或很小，一般生后6～8周即闭合。前囟门为额骨和顶骨形成的菱形间隙，出生时 1.5～2 厘米（对边中点连线），前囟大小各人差异较大，其范围为 0.6～3.6 厘米。在出生后数月随头围增长而变大，6 个月以后逐渐骨化而变小，直至 1～1.5 岁时闭合。

2. 牙齿的发育 牙齿是人体最坚固的器官。在人的一生中，先后有两组牙发生，即乳牙和恒牙。每个牙齿的发育，大体来说，有 3 个时期：生长期、钙化期和萌出期。在小儿出生时，所有乳牙都隐藏在牙囊（牙囊隐伏于颌骨面，为牙龈所覆盖）内，已经钙化完全。恒牙的牙胚此时也在乳牙之下，除第一磨牙（六龄牙）在新生儿期已开始钙化外，其余的恒牙都未钙化。

牙齿萌出的时间，根据小儿个体的不同而早晚不同，早者 4 个月时已见，晚者 9～10 个月方才出来，但都属正常范围之内。通常刚开始先长下面的门牙，接着才是上面的门牙，但也有个别差异。一般在 1 岁时出 8 个牙，2～3 岁时出 18～20 个牙。全口乳牙出齐是 20 颗，2 岁以内小儿出牙数可这样估计：出牙数＝月龄－（4 或 6）。恒牙在 6 岁以后才出。

（三）不同月龄段小儿生长发育情况

1～2 个月 正常出生后 1 周至 10 天，有暂时性的体重减少现象，10 天后体重以每天 30 克的速度迅速增长，满月时体重比刚出生时增加 1 000 克左右；在第二个月末，又会增加 1 000 克左右。身高的增长要比体重的增长慢些，满月时身高会增长 3 厘米左右；第二个月末，又会增长 3～4 厘米。

3～4 个月 3 个月时体重可为初生时的 2 倍，达 6 000 克左右，4 个月时可达 7 000 克。身高增长仍然较体重慢，一般 3 个月小儿身高约为 60 厘米，4 个月时约为 65 厘米。身体活动范围扩大，3 个月时，玩弄手指；头能稳定地竖直；能主动抓取桌面物品；会翻身(仰卧转为侧卧)；开始主动微笑，4 个月时能在愉快时大声笑；能够认识母亲的面孔；能自觉追寻响声。

5～6 个月 这时期小儿的体重身高增长都会稍减慢，但是肌肉发育明显，运动能力有明显的进步，6 个月时翻身动作很灵活；两手向前撑住能独坐片刻；随着视觉和运动能力的增加，眼手协调性也增强；会发唇音，如 ma(吗)、da(哒)等；能区别熟人和陌生人，开始"认生"，喜欢做用手帕遮脸的游戏，会向镜子里的人微笑；6 个月时，视线可以跟随在水平或垂直方向移动的物体转动，并可改变体位以协调视觉，可以注视远距离的物体，如汽车、火车等。

7～8 个月 体重增长已不太明显，7 个月时男婴体重约为 9 000 克，女婴约为 8 100 克，8 个月时男婴女婴体重大约再增 500 克。7 个月时男婴大约为 70 厘米，女婴大约为 68.5 厘米，8 个月时男婴女婴大约会再长高 1.5 厘米。运动功能和智力在这一时期发育非常迅速，手指更加灵巧，能同时拿 2 件东西；对发出响声的玩具尤其感兴趣；腰变得硬朗，能独自坐得很稳，并学会爬行；8 个月时常重复某一音节；当大人问他某种常见常用的东西在哪里时，他会用眼睛寻找、看这个物品。

9～10 个月 这时期体重增加近乎停滞，生长曲线平缓，但小儿运动与智能的发育却是变化进步突飞猛进，更加活泼可爱，惹人喜欢。这时期小儿爬行得非常快了，相当多的小儿能抓住扶手等站起来，这无疑是成长过程中的一大进步，具有强烈的好奇心。喜欢故意往地上扔玩具，然后自己乐得咯咯大笑。这时期对语言的理解能力明显提高，能区别大人说话的语气，能模仿大人的发音；能模仿成年人的动作，会招手表示"再见"，对外人表示疑惧；自我意识开始萌芽，满 10 个月，小儿已有记忆力。

11～12 个月　满 12 个月时，体重大约为初生时的 3 倍，身高约为初生时的 1.5 倍，胸围也比头围稍大一些，前囟门已闭合得很小，有些小儿已完全闭合。运动功能进一步发展，扶着物体可以走路，甚至尝试着摇摇晃晃地自己走路，正是应了一句老话“迎生就会跑”。眼手协调性加强，能用拇指和食指捏起小东西，会拿起笔试着在纸上乱涂抹，甚至学会搭积木。能理解日常用品的名称并能用手指出来，能有意识地喊爸爸、妈妈；能配合大人穿衣；有明显的记忆力。

13～24 个月　12～18 个月头围与胸围数值就几乎相等。18 个月时能按要求指出身体的各部分；会用语言或手势表示自己的要求；24 个月时能说出身体各部分的名称，会说 2～3 个词构成的简单句；能自己用小勺子吃饭，动作准确，基本能控制大小便，能听懂命令；已开始学会走路，甚至学会跑。满 2 岁时，在走跑过程中能很好地控制平衡。

二、中医学对小儿生长发育的认识

中医药学有数千年的历史，是我国人民长期同疾病作斗争的极为丰富的经验总结，是我国优秀文化的一个重要组成部分，为中华民族的繁衍昌盛做出了不可磨灭的贡献。

（一）中医学对小儿生长发育的理论认识

1. 变蒸理论　变蒸理论是我国古代医家提出的阐述小儿形态发育和智慧增长规律的理论，符合小儿发育迅速规律的。宋代钱乙在《小儿药证直诀》中进一步阐明了这一生长发育的观点，他认为“小儿在母腹中，乃生骨气，五脏六腑成而未全。自生之后，即长骨脉，五脏六腑之神智也。变者，易也。又生变蒸者，自内而长，自下而上，又身热，故以生之日后三十二日一变。变每毕，即性情有异于前。何者？

长生腑脏智意故也。”

2. 纯阳理论与稚阴稚阳理论 这两种理论属中医学阴阳学说范畴，是古代医家用来说明小儿生理特点的，是指导小儿临床的重要理论。“纯阳”形容小儿蓬勃旺盛的生命力，而“稚阴稚阳”则是说明小儿脏腑形气稚嫩，相对成年人而言均不充足。说到纯阳，有件不得不提的事情就是，现在家长给孩子穿得太多，孩子出了汗，又不适当地减衣，受凉就是这样引起来的。现在的家长往往把对孩子的这种疼爱，表现在给孩子多加衣服上，似乎是给孩子捂的越严实，穿的越多越厚，才是越疼孩子。其实不然，所以在这个方面笔者有这么一个建议，就是在孩子成长过程当中穿着薄厚要适宜，用这么一个词，叫“伸手知冷暖”，穿的不多不少是最好的。怎么知道多少合适呢？笔者最大的一个体会就是，把手伸到孩子的脖子下边，摸一摸后背上有没有汗、是凉还是温的，这是最简单的一个方法，如果伸手进去温乎乎的没有汗，这就是最合适的。一旦汗多了，抓紧时间给他（她）减。一般体质的孩子，应该比我们做父母的穿的略少一点，晚上睡觉盖的略薄一点，就是因为孩子是纯阳之体，气血很旺盛，是一种蒸蒸日上的状态，并不比成年人更怕冷！所以说适当的比成年人减一点最合适。就是刚才讲的，“伸手知冷暖”，包括晚上孩子睡觉的过程当中，盖得多了少了，就伸手摸一摸他的背上是不是有汗，如果有汗，就减一减，这样也避免他蹬被子。对于减少孩子感冒，笔者觉得这点还是很有益处的。

但从生理方面来理解，“纯阳”则是用来说明小儿时期旺盛的生命力，如同旭日初升，草木方萌，蒸蒸日上，欣欣向荣。“稚阴稚阳”则是对“纯阳”的补充说明，形容小儿脏腑形气不充足的一面。具体表现在小儿肌肤柔嫩、筋骨未坚、气血未充、神气怯弱等方面。如初生至婴儿期的小儿，身体比例头大颈细，躯干上身长，下身短，囟门未闭,喜怒无常,易惊易啼等,无论身体还是情志都是不完备的。在这里,“阴”是指阴精、津血等人体的物质基础,而“阳”则代表了形体脏腑的功能活动,稚阴稚阳则确切形容小儿时期无论物质基础还是功能活动都是稚嫩不成熟的。

(二)中医学对小儿生理特点的认识

1. 生机蓬勃,发育迅速 小儿时期的生长发育非常迅速,无论是形体,还是功能、智能都是快速增长,有些方面在一定时期内甚至是成倍的发生变化,不断向完善、成熟的方向发展。

2. 脏腑娇嫩,形气未充 从另一方面讲,小儿自出生后,五脏六腑都是娇弱柔嫩的,其形体四肢、筋骨肌肉、气血津液等都是不够成熟而相对不足的。

(1)肺常不足:小儿形气未充,脏腑娇嫩,卫外功能较弱,外邪常先伤及肺,出现呼吸道疾患。

(2)脾常不足:脾主运化,为后天之本,气血生化之源。小儿不知饥饱,饮食失宜,《幼科发挥》说:“太饱伤胃,太饥伤脾。”故小儿常脾胃虚弱。

(3)肾常虚:肾藏精,为先天之本。肾中阴阳为一身阴阳之根本。小儿脑髓、骨髓、发、耳、齿等身体各部,以及小儿抗病能力都与肾脏有关。小儿初生正处于生长发育之时,肾气未盛,气血未充,肾气将随年龄增长而逐渐充盛。故言小儿“肾常虚”。

(4)肝常有余:《幼科发挥》中这样认为:“肝乃少阳之气,人之初生,如木之方萌,乃少阳生长之气,以渐而壮,故有余也。”因此肝常有余是一种生理状态,而非病理现象。

(5)心常有余:心常有余也是一种生理状态,指小儿生长发育迅速，心气旺盛有余。

（三）中医学对小儿病理特点的认识

1. 发病容易，传变迅速　中医学认为，疾病的病因主要有外感和内伤两方面。小儿脏腑娇嫩，形气未充，对各种致病因素抵抗力差，故容易感染病邪而发病。在外易为风寒暑湿所侵，在内易为饮食所伤。且小儿年龄越小，发病率越高。因小儿五脏的生理特点，故在感受外邪或内伤饮食后，易出现以下病理表现。

(1)肺常不足，容易罹患伤风感冒、咳嗽、肺炎等呼吸系统疾病。

(2)脾常不足，易因饥饱失宜而致食积、疳证、泄泻等消化系统疾病。

(3)肾常虚，易因先天精气不足而致语迟、行迟等发育迟缓及萎软诸证。

(4)肝常有余，与其生理状态相反，在病理情况下，尤其在感受外邪后，易引动肝风，产生高热、痉挛、抽搐等病症。

(5)心常有余，由于心主神明，主火，故小儿易产生心经火热诸症，多表现为烦躁不安、啼哭无常等神志情绪症状。

传变迅速是指小儿在疾病过程中病情容易发生转化，变化多端，错综复杂。主要表现为易虚易实、易寒易热。小儿为稚阴稚阳之体，一旦感受外邪，则邪气易实，正气易虚。“稚阴未长”，易阴虚阳亢，表现热的症候；“稚阳未充”，有易阳虚衰脱，出现阴寒之证。

2. 脏气清灵，易趋康复　小儿疾病病因往往较单纯，在疾病发展过程中，较少有情志等外在因素的影响，且小儿秉体纯阳，生机蓬勃，所以虽然疾病传变迅速，寒热虚实错综复杂，但对症治疗后疾病病程多较短，恢复较快。即使一些病程较长的疾病，治疗及时，调理得当，也易早日康复。如明代医家张景岳所言：“其脏器清灵，随拨随应，但能确得其本而撮取之，则一药可愈。”

第二章　小儿按摩基础知识

一、我国传统小儿按摩术的历史

我国传统的小儿按摩与其他地方的按摩术相比，具有非常完备的理论体系，是作为一门治疗小儿疾病的科学流传下来的。它是在中医基础理论的指导下，在中医儿科学及中医按摩学的基础上形成和发展起来的，具有独特体系的防治小儿疾病的治疗方法。它通过采用适当手法，刺激小儿的特定部位，借以改善小儿机体的生理、病理过程，提高小儿自然抗病能力，进而达到预防疾病或促进小儿病体康复的目的。它属于自然疗法或者非药物疗法的一种。科学研究证明，按摩疗法可以改善有关的系统功能，调整生物信息，调节促进小儿形体的发育，以及治疗许多疾病。

小儿按摩是按摩术中的一个重要分支。在我国民间，俗称"掐惊、推惊"。我国古代用按摩治疗小儿疾病在史书中早有记载。《西汉·帛书·五十二病方》中记载，用勺匙的周边刮擦患儿病变部位以治疾。晋代的《肘后备急方》介绍用捏脊方法以治疗腹痛。唐代孙思邈的《千金要方》中介绍用膏摩小儿囟门上及手足心以祛除风寒。同朝代《外台秘要》中记载用按摩头及脊背以防治小儿夜卧不安。宋代《苏沈良方》中有掐法治疗脐风口撮等症。而小儿按摩真正形成独立的体系，自成一派，却是在明代。

明代的按摩术取得了突出的进展与成就，表现在三方面：一是在文献上开始用“推拿”名称代表按摩术，并出现了以推拿命名的专著；二是在按摩的手法上更加多种多样；三是小儿按摩的兴盛发展。记载小儿按摩疗法的最早专著，大约是徐用宣编纂的《袖珍小儿方论》，惜已失传。明代的《陈氏小儿按摩经》（收于杨继洲的《针灸大成》）可算是现存最早的小儿按摩专著。该书对小儿各种病症的按摩治疗的理论与方法，多以歌诀的形式介绍。例如，以歌诀记述了掐、推手指三关（风关、气关、命关）治疗各种病症的方法与适应证。在《手法治病诀》《手诀》《掐足诀》等中，还记述了多种按摩的名称、操作方法与功效等。龚廷贤的《小儿推拿秘旨》是明代重要的按摩专书。作者认为，小儿“体骨未全，血气未定，脏腑薄弱，汤药难施。一有吐泻、惊风、痰喘、咳嗽诸症，误投药饵，为害不浅”，而唯有按摩一法，“一有疾病，即可医治。手到病除，效验立见，洵保赤之良法也”。亦多用歌诀表述穴位与按摩治法，如所载“十二手法诀”，讲述了12种按摩手法的名称、功效、操作与适应证。具有较大的实用价值，是古代流传后世而有较大影响的小儿按摩专书。周于藩的《小儿推拿秘诀》是明代又一部著名按摩学专著。作者认为，按摩对小儿“其去轻病，如汤之泼雪；其去重病，如苕之拂尘，渐次亦净。用药犹有差池，而推拿毫无差池。”这些著作通过对小儿按摩的特定穴位、按摩手法及治疗适应证的总结论述，使小儿按摩形成了自己独立的理论体系。

清代是按摩学比较兴盛的时期。在明代小儿按摩所取得成就的基础上，通过一些医家的发展，小儿按摩体系更趋完善。在诊断方法、按摩部位、手法体系和临床应用方面总结积累了一些新的经验，提出了很多有价值的学术观点。这一时期小儿按摩学成就多反映在小儿按摩专著及儿科专著中。主要有熊运英的《小儿推拿广意》、骆如龙的《幼科推拿秘书》、张振鋆的《厘正按摩要术》、夏禹铸的《幼科铁镜》和陈复正的《幼幼集成》等。

新中国成立前的按摩学发展缓慢，医家著述大多是以总结明、清两代的经验为主，如陈景岐的《小儿百病推拿法》，是一部内容全面丰富的小儿按摩著作，但多是偏重整理继承，少有创新。新中国成立后，小儿按摩受到重视和推广，得到了进一步发展。出现了江静波的《小儿推拿疗法新编》、李志明的《小儿捏脊》、金义成的《小儿推拿》等著作。其中，《小儿捏脊》以通俗的文字，简要介绍了捏脊的手法和治疗等，提出捏脊法是一种对小儿积滞、疳积等病症的有效疗法。《小儿推拿》全面综合整理了历代小儿推拿文献，是一部较为系统完整的小儿推拿参考书。

自 20 世纪 80 年代以来，按摩教育逐渐兴盛，为小儿按摩的继承发扬提供了大量优秀人才。同时，因其独特的疗效，吸引了世界许多国家和地区的按摩爱好者来中国观摩学习。小儿按摩正逐步走向世界，它也必将会为整个人类的健康事业做出更大的贡献。

二、传统小儿按摩常用手法

(一)基本手法

1. 推法

【操作方法】

①直推法。以拇指桡侧或指面，或食指、中指指面在穴位上做直线推动(图 1)。

②旋推法。以拇指指面在穴位上做顺时针方向的旋转推动。

③分推法。用两手拇指桡侧或指面，或食指、中指指面自穴位向两旁分向推动(图 2)，又称分法。若从穴位两端向中间推动，称为合

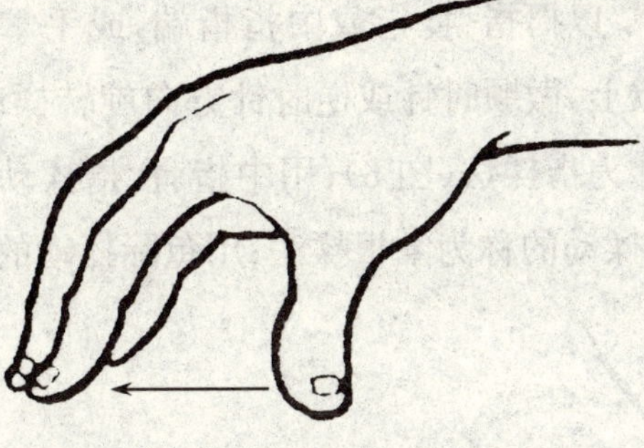

图1　直推法

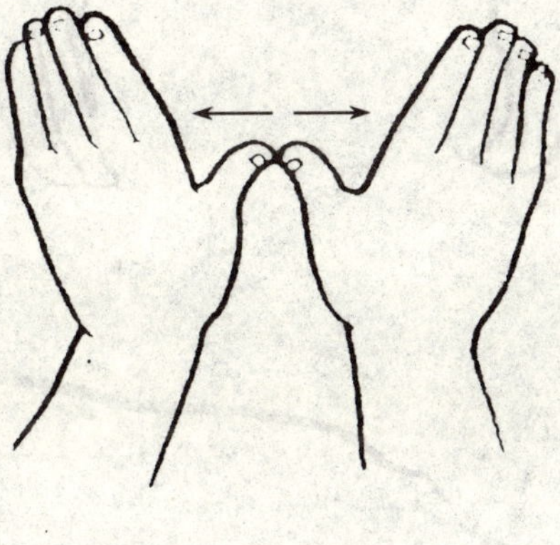

图2　分推法

推法，又称合法。

【操作要点】　推法是小儿按摩常用的手法。推时，不要单用指关节的活动，应使整个手指伸直，以胳膊和肘部移动，推动时肩及胳膊都要放松，指端微用力，这样可以坚持较长时间，同时推动要有节律，频率为每分钟200～300次，用力宜柔和均匀，始终如一，在某些穴位上推动的方向与补泻有关，应根据不同部位和穴位而定。

2. 揉法

【操作方法】 以拇指、食指或中指指端，或手掌根，或大鱼际，吸定于一定部位或穴位上，做顺时针或逆时针方向旋转揉动，这种手法称为揉法。用手指揉的称为指揉法(图 3)；用中指、食指揉动称中、食指揉法(图 4、图 5)；用手掌根揉动的称为掌根揉法；用鱼际揉动的称为鱼际揉法。

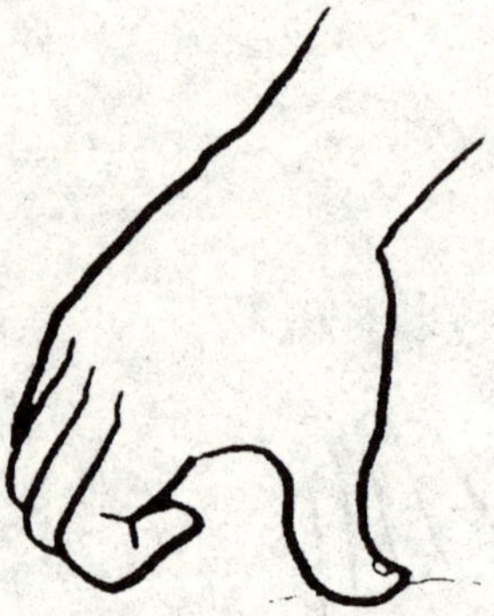

图 3 指揉法

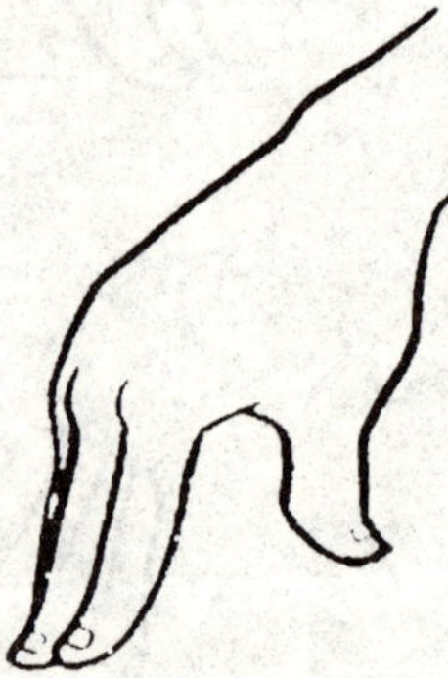

图 4 中指、食指揉法①

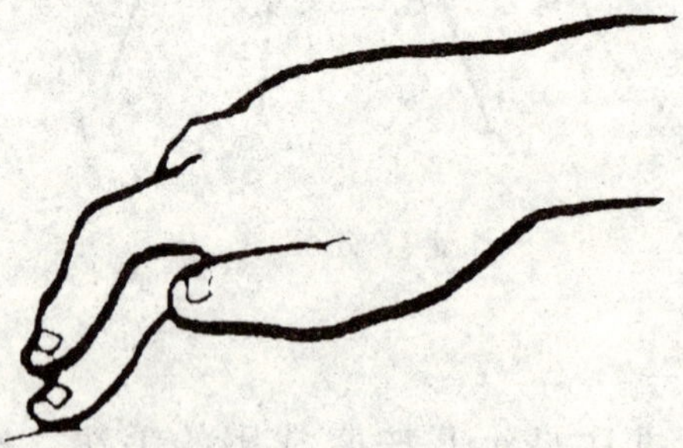

图 5 中指、食指揉法②

【操作要点】 揉法也是小儿按摩常用手法之一，操作时压力轻柔而均匀，按住操作的穴位后手指或鱼际不要离开所接触的皮肤，应牢牢吸附住，使该处的皮下组织随手的揉动而滑动，不要在皮肤上摩擦。揉法的频率可缓可速，具体应根据施用部位决定。传统小儿按摩中认为，顺时针方向为补，逆时针方向为泻，左右顺、逆旋转揉之为平补平泻。

3. 摩法

【操作方法】 以手掌面或食指、中指、无名指指面附着于一定部位或穴位上，以腕关节连同前臂做顺时针或逆时针方向环形移动摩擦称为摩法。

【操作要点】 摩法在小儿按摩中较为常用，通常多用于胸腹部。操作时手法要轻柔，速度均匀协调，压力大小适当，频率每分钟100～140次。

4. 按法

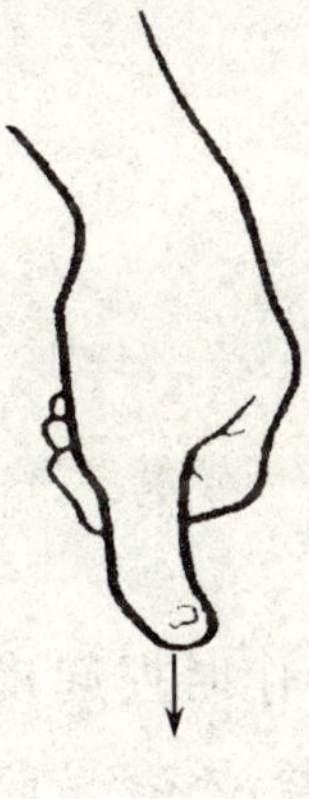

图6 指按法

【操作方法】 以拇指或掌根在一定的部位或穴位上逐渐向下用力按压，这种手法称为按法。用手指按压的即指按法（图6）；以掌根按压的即为掌按法。

【操作要点】 按法操作简单，但应注意施力时应把握力度，不宜过大，小儿不能接受时易起反作用。掌按法多用于胸腹部，临床应用时常和揉法配合使用，称为按揉法。

5. 运法

【操作方法】 以拇指或中指指端在一定穴位上由此往彼做弧形或环形推动称为运法（图7）。

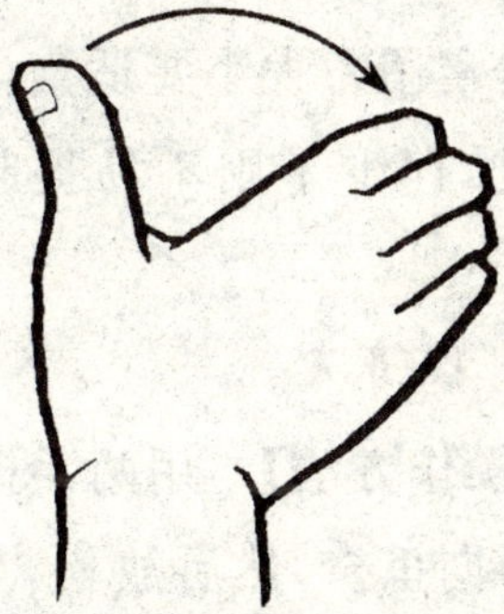

图7 运 法

【操作要点】 运法宜轻不宜重，宜缓不宜急，要在体表旋绕摩擦推动，不带动深层肌肉组织，频率一般每分钟 80～120 次。传统小儿按摩认为，顺时针运为补法，逆时针运为泻法。

6. 捏法

【操作方法】 用拇指桡侧缘顶住皮肤，食指、中指前按，三指同时用力提拿皮肤，双手交替捻动向前。食指屈曲，用食指中节桡侧顶住皮肤，拇指前按，两指同时用力提拿皮肤，双手交替捻动向前(图 8)。

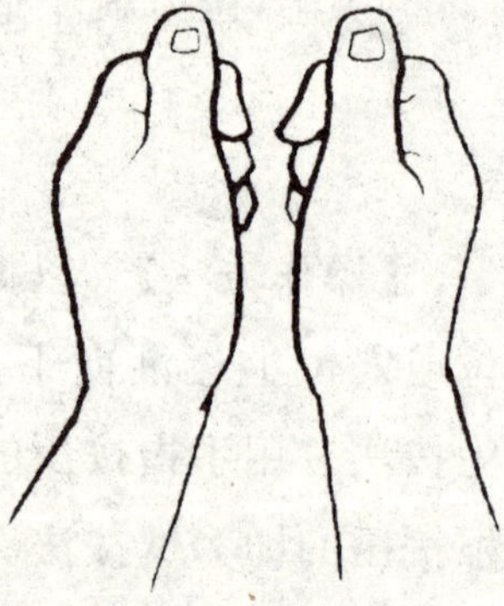

图 8 捏 法

【操作要点】 捏法是小儿捏脊的常用手法。操作时捏起皮肤多少及提拿用力大小要适当，而且不可拧转。捏得太紧，不容易向前捻动推进，捏少了则不易提起皮肤，捻动向前时，需做直线运动，不可歪斜。

7. 捏挤法

【操作方法】 用两手拇指、食指，在选定部位固定捏住后两指一齐用力向里挤，然后放松，如此反复操作，使局部皮肤红或紫红色或黑紫色为度，这种手法称为捏挤法(图 9)。

【操作要点】 这种手法刺激较大，使用这种手法，应注意捏住皮

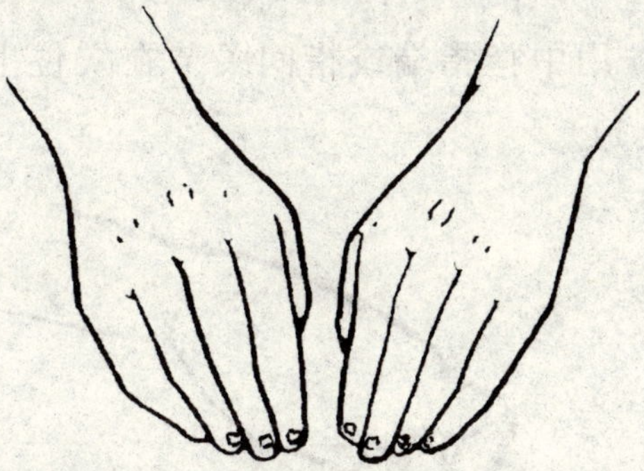

图9　捏挤法

下组织，或深层肌肉组织，不可只在皮肤表面层捏挤，不但起不到治疗作用，只会徒增小儿的痛苦。

8. 掐法

【操作方法】　用指甲重刺激穴位的方法称为掐法（图10）。

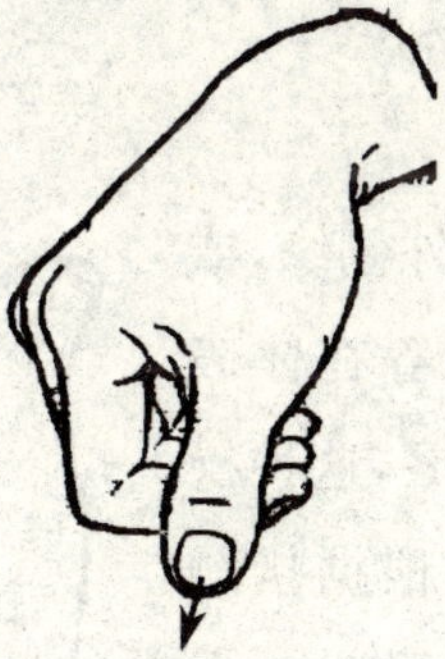

图10　掐　法

【操作要点】　这种手法刺激较强烈，因此掐时要逐渐用力，力达深透为止。对于小儿尤其要注意不要损伤皮肤，掐后应轻揉局部，以缓解不适之感。

9. 捣法

【操作方法】 用中指指端或指间关节在穴位上快速叩击，这种手法称为捣法(图 11)。

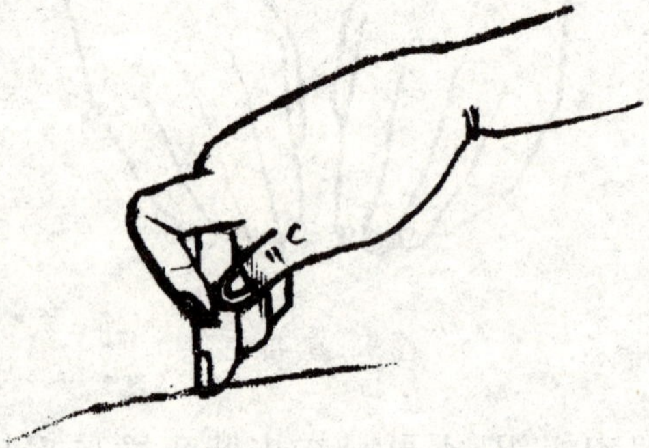

图 11 捣 法

【操作要点】 进行这种手法操作时，应放松肩关节，以腕部发力，用弹力叩击体表。要求平稳而有节奏，力量由轻而重，频率每分钟 200～250 次。

10. 擦法

【操作方法】 用拇指外侧缘，或用手掌、大鱼际、小鱼际部等在体表一定部位或穴位上来回摩擦，这种操作方法称为擦法。相应地根据接触部位的不同，擦法可分为掌擦法、大鱼际擦法和小鱼际擦法(图 12)。

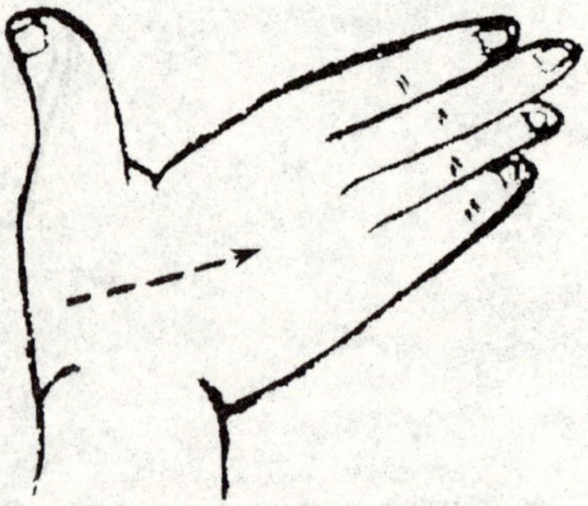

图 12 擦 法

【操作要点】 擦法是一种柔和温热的刺激，操作时应使手的着力部位与小儿体表治疗部位紧密接触，沿上下或左右方向做直线往返运动，动作要均匀连续，如拉锯之状，不能有间歇停顿或跳动。操作时用力要稳，压力适中。频率一般为每分钟 100～120 次。

11. 拿法

【操作方法】 用拇指指端与食指、中指指端，或用拇指指端与其余四指指端相对用力提掐肌腱或小肌束部位，这种操作手法称为拿法（图 13）。

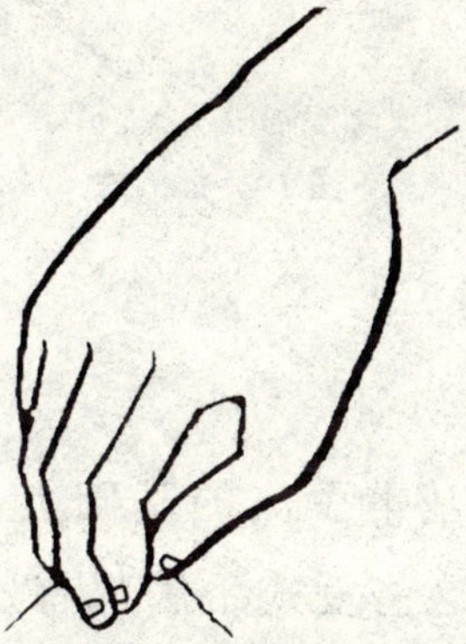

图 13　拿　法

【操作要点】 操作时，拇指和其他指用力应协调一致，动作要灵活、缓和、连续，切忌突然用力。频率一般为每分钟 80～100 次。

12. 摇法

【操作方法】 用左手扶助或托住肢体被摇动的关节附近，右手握住肢体远端做较大幅度转动或摆动，这种操作即为摇法（图 14）。

【操作要点】 摇法通常是对肢体关节的操作方法，因此摇动方向、幅度等应在关节生理许可范围内进行。尤其对于小儿，摇动要缓和，摇动的幅度应由小到大，速度应由慢到快。摇动用力要平稳，切忌用蛮力。

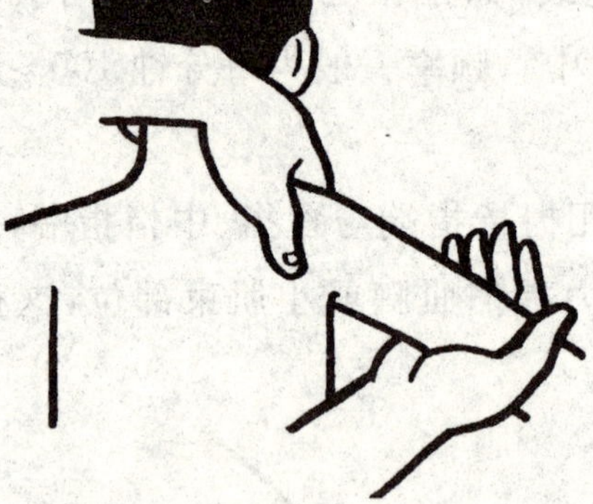

图 14　摇　法

(二)复式手法

复式手法是在上述基本手法的基础上,将两种或两种以上的手法组合在一起的操作。这些复式手法都有各自的操作部位、程序,并各有特定的名称。也是小儿按摩中所特有的操作手法。

1. 黄蜂入洞法

【操作方法】　将食指和中指伸入小儿两鼻孔的浅部揉动,这种操作即为黄蜂入洞法(图 15)。在这里,黄蜂实为按摩者的两个手指,洞即小儿的两侧鼻孔,这是古人对这种操作的一种形象比喻。

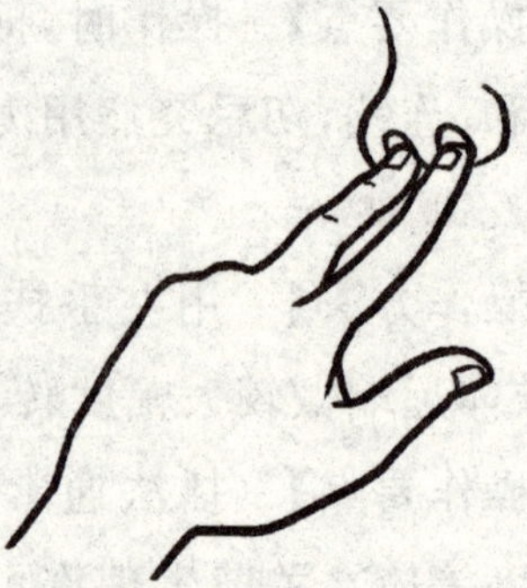

图 15　黄蜂入洞法

【功用主治】　发汗,通鼻窍。主要用于伤风感冒,鼻塞流涕,呼吸不畅等。

2. 猿猴摘果法

【操作方法】　用食指、中指夹住小儿耳朵向上提20～50次，再向下拽20～50次，这种操作方法称为猿猴摘果（图16），也是一种形象的命名。

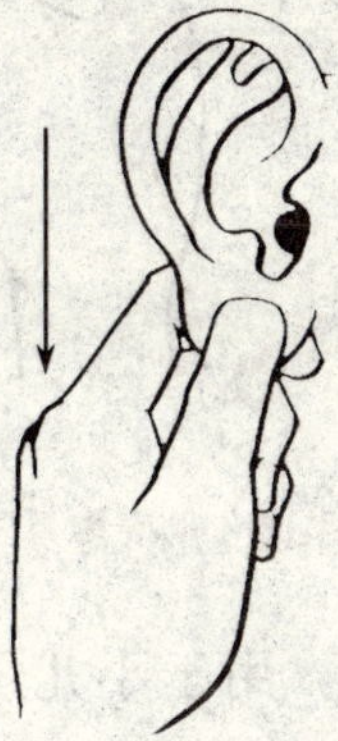

图16　猿猴摘果法

【功用主治】　安神定惊，退热。主要用于小儿惊风，发热等病症。

3. 打马过天河法

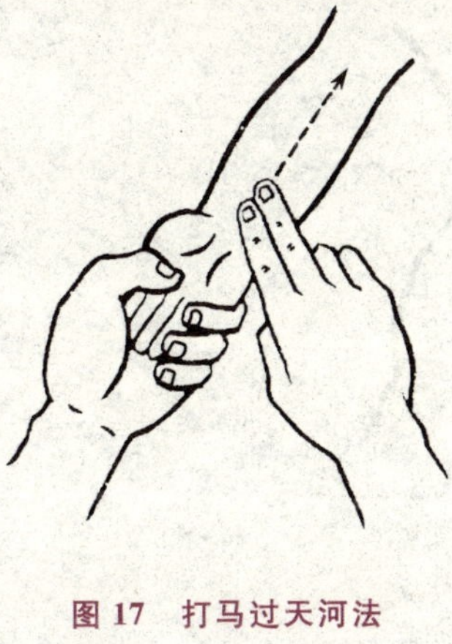

图17　打马过天河法

【操作方法】　用食指、中指蘸水自腕部一起一落弹打如弹琴状，直至肘弯部，同时一面用口吹气随之，这种操作称为打马过天河（图17）。

【功用主治】　清热解表，泻火除烦。用于治疗热性病症（如外感发热、五心烦热、口燥咽干）及夜啼等。

4. 水底捞月法

【操作方法】　用拇指自小儿小手指指尖起，沿尺侧缘用运法经鱼际运至手心内劳宫穴处(图 18)。

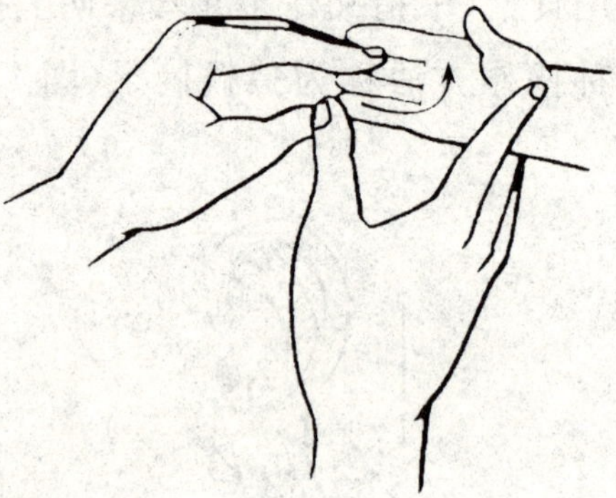

图 18　水底捞月法

【功用主治】　清凉退热。用于小儿烦渴,口疮,虚烦内热等。

5. 二龙戏珠法

【操作方法】　用左手扶住小儿的一只手,使其掌心向上,伸直前臂,用右手的食指、中指自小儿腕部交替向前按之,直至肘弯部(图 19)。

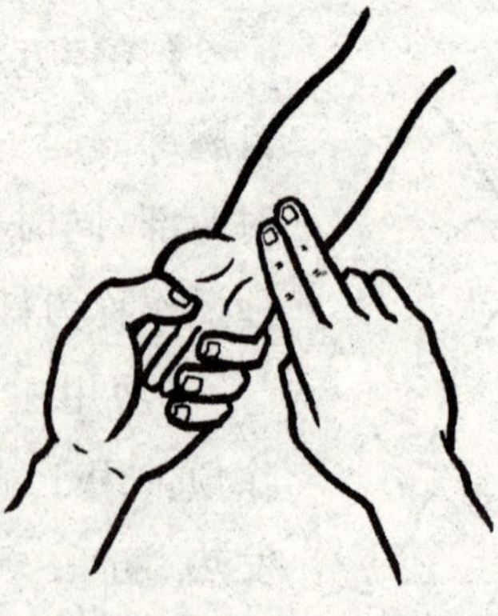

图 19　二龙戏珠法

【功用主治】　镇惊定搐,调和气血。用于小儿惊风,四肢抽搐,寒热往来等。

6. 开璇玑法

【操作方法】 自胸部璇玑穴开始向下直推至剑突、脐中，在脐周做揉、摩等，然后继续推至小腹(图 20)。

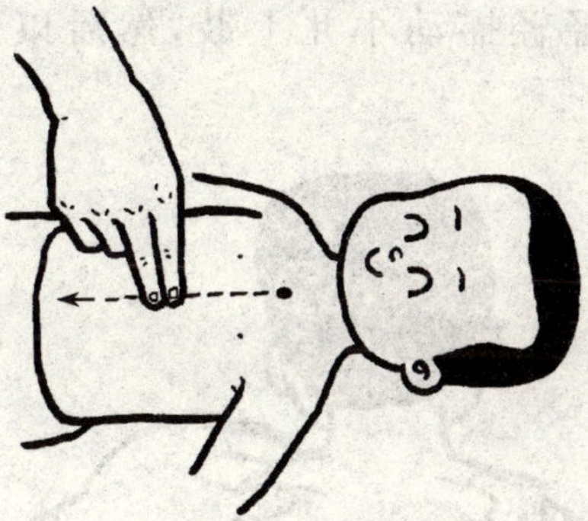

图 20　开璇玑法

【功用主治】 调畅气机。用于小儿气机不畅所致的咳喘、食滞、呃逆等。

7. 按弦走搓摩法

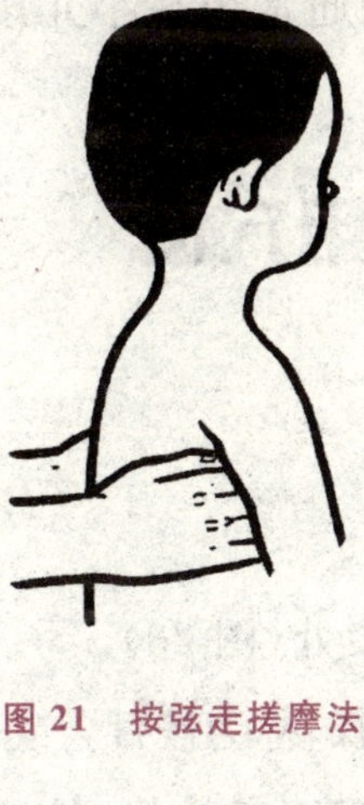

图 21　按弦走搓摩法

【操作方法】 弦是对肋骨的称呼。用两手掌从两胁腋下搓摩至天枢穴处，这种操作方法称为搓摩胁肋，又称按弦走搓摩法(图 21)。进行这种操作时，可一人将小儿抱在怀中，把小儿的两手搭在其肩膀上，然后按摩者对小儿两胁从上搓摩至肚角处。

【功用主治】 顺气，消积，化痰。主要用于胸闷胁痛，腹胀痰喘。

8. 总收法

【操作方法】 这种手法即按肩井法(图 22)。双手拇指掐按小儿两侧肩井穴,或用一只手拇指与食指相对拿捏肩井穴,另一只手握住小儿同侧的手指,轻轻摇动小儿上肢,然后以同样的方法摇动另一侧。

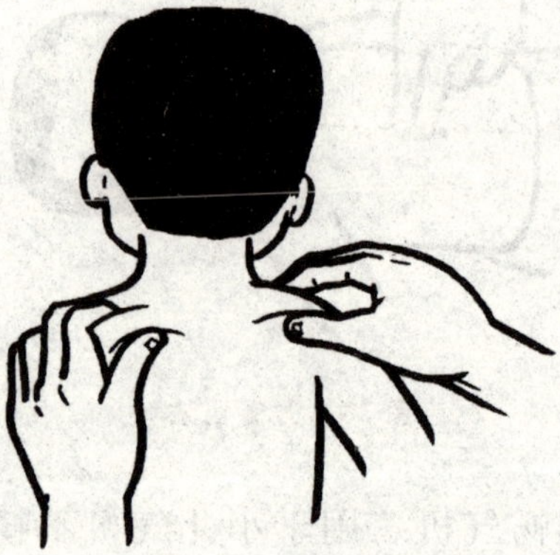

图 22 按肩井法

【功用主治】 运行周身气血。这种手法通常用在小儿按摩接近尾声时,是一个收尾的操作。

三、传统小儿按摩常用穴位

(一)头面部穴位

1. 百会

【部　位】 在头顶中央,两耳尖直上正中处(图 23)。

【手法操作】 固定小儿头部,用拇指按或揉,称为按百会或揉百会。

【功用主治】 安神镇惊,升提阳气。主要用于惊风、惊痫、脱肛、遗尿、脾虚泄泻等。

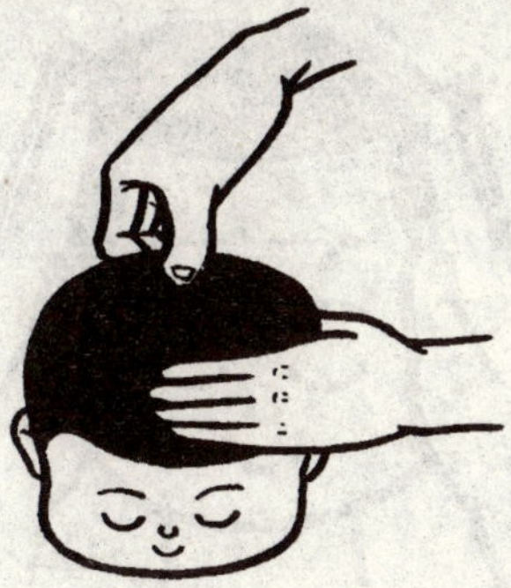

图 23　揉百会

2. 天门

【部　位】 两眉中间至前发际成一直线(图 24)。

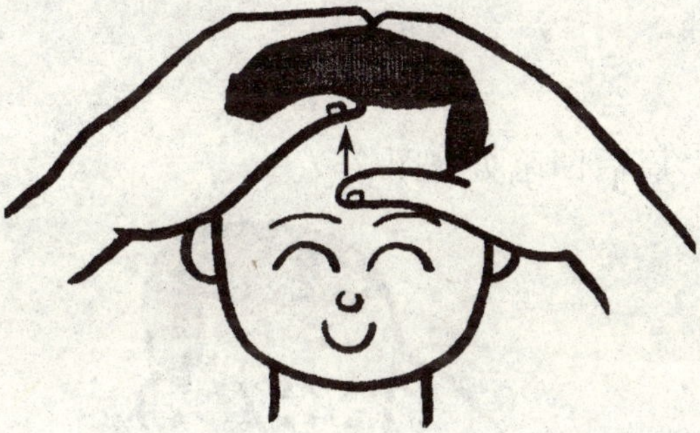

图 24　推天门

【手法操作】 用双手拇指自下而上交替直推,称为推天门。

【功用主治】 疏风解表,醒脑止痛,镇静安神。常用于小儿外感发热、头痛、精神不振、惊惕不安等病症。

3. 坎宫

【部　位】 自眉头起沿眉向眉梢成一横线(图 25)。

【手法操作】 用双手拇指自眉心向眉梢做分推,这种操作称为推坎宫。

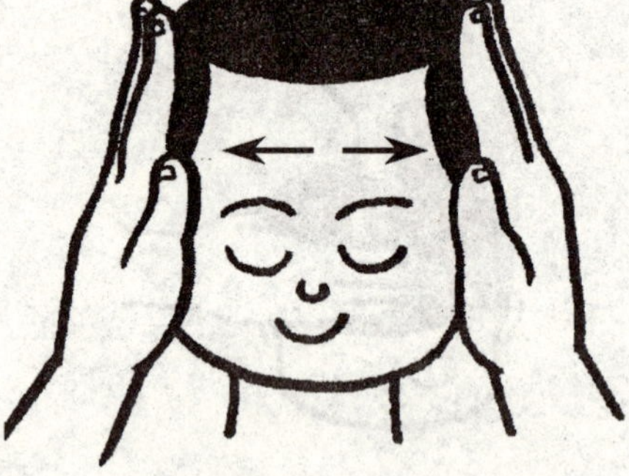

图 25 推坎宫

【功用主治】 疏风解表，醒脑明目，止痛。多用于外感发热、惊风、头痛、目赤痛。

4. 太阳

【部 位】 眉后凹陷处（图 26）。

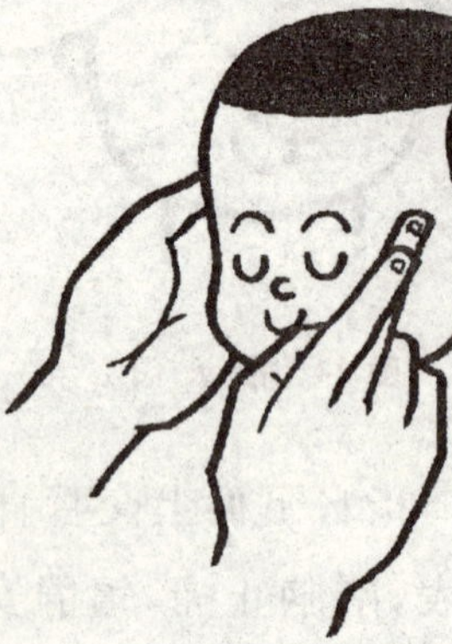

图 26 揉太阳

【手法操作】 用两拇指自前向后直推，称为推太阳；用中指端揉则为揉太阳或运太阳。从理论上讲，向眼的方向揉为补法操作，向耳的方向揉为泻法操作。

【功用主治】　疏风解表，清热，明目，止头痛。多用于外感发热、头痛、惊风、目赤痛。

5. 鱼腰

【部　位】　瞳孔直上，眉毛的中央处(图 27)。

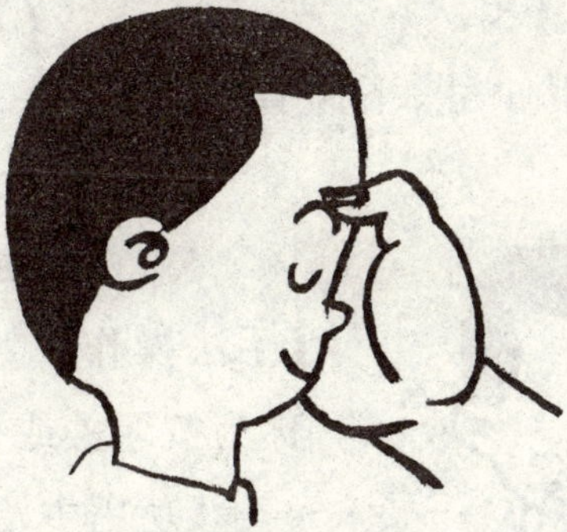

图 27　掐鱼腰

【手法操作】　按法、掐法，或用针刺出血。

【功用主治】　祛风清热，清脑止痛，明目。主要用于头晕、头痛、目疾。

6. 人中

【部　位】　在鼻唇沟中央上1/3与中1/3交点处(图 28)。

【手法操作】　多用掐法，用拇指甲掐，称为掐人中。

【功用主治】　醒脑开窍。主要用于急救，如惊风、昏厥、抽搐等。

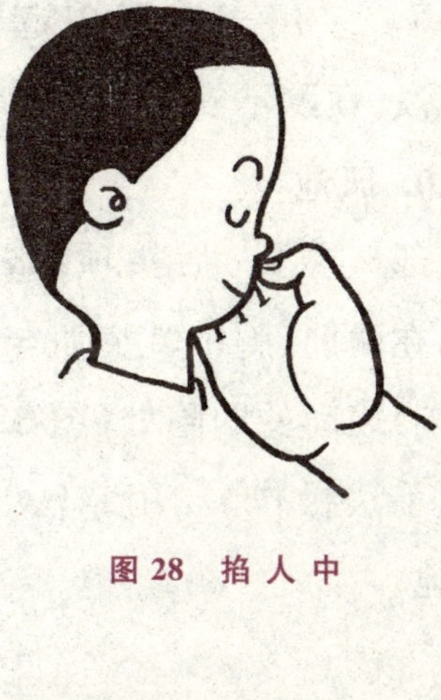

图 28　掐人中

7. 迎香

【部　位】　在鼻翼两侧(图 29)。

【手法操作】　用食指、中指按

揉，称为揉迎香。

【功用主治】 宣肺气，通鼻窍。多用于外感或慢性鼻炎等引起的鼻塞、流涕。

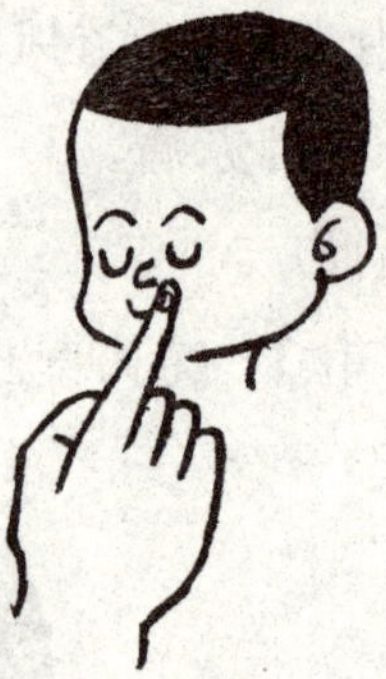

图 29 揉迎香

8. 牙关

【部　位】 耳下 1 寸、下颌骨陷中（图 30）。

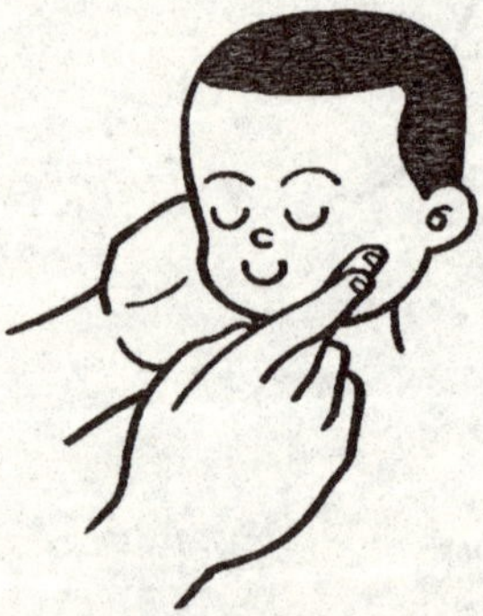

图 30 按牙关

【手法操作】 用拇指按或中指揉，称为按牙关或揉牙关。

【功用主治】 疏利关节。多用于小儿牙关紧闭，口眼㖞斜。

9. 耳后高骨

【部　位】 耳后入发际高骨下的凹陷中（图 31）。

【手法操作】 用双手拇指或中指指端揉，称为揉耳后高骨。

【功用主治】 疏风解表，安神除烦。多用于感冒引起的头痛、惊风、烦躁不安。

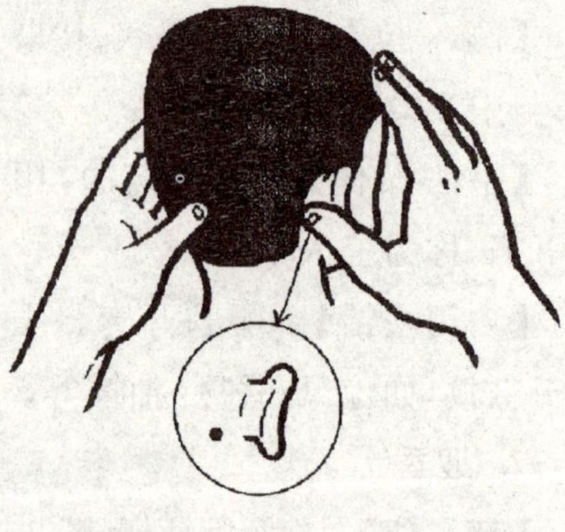

图 31 揉耳后高骨

10. 风池

【部　位】 后头项部，枕骨之下，在两筋（胸锁乳突肌与斜方肌上端）之间的凹陷处（图 32）。

【手法操作】 用拿法，称为拿风池。

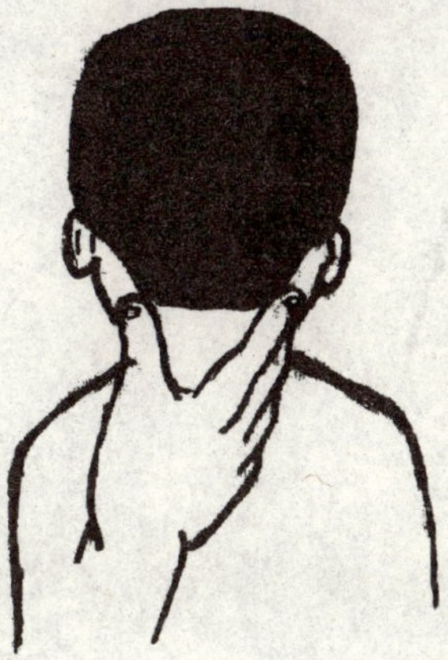

图 32　拿风池

【功用主治】　祛风解表，清利头目。多用于外感、头痛、发热、目眩、颈项强痛。

11. 天柱骨

【部　位】　颈后发际正中至大椎成一直线（图 33）。

【手法操作】　用拇指或食指、中指自上向下直推，称为推天柱骨。也可采用刮痧的方法，用汤匙的边缘蘸水自上向下刮，至局部皮下有轻度淤血即可。

【功用主治】　降逆止呕，祛风散寒。用于呕吐、恶心和外感发热、咽痛、项强等。

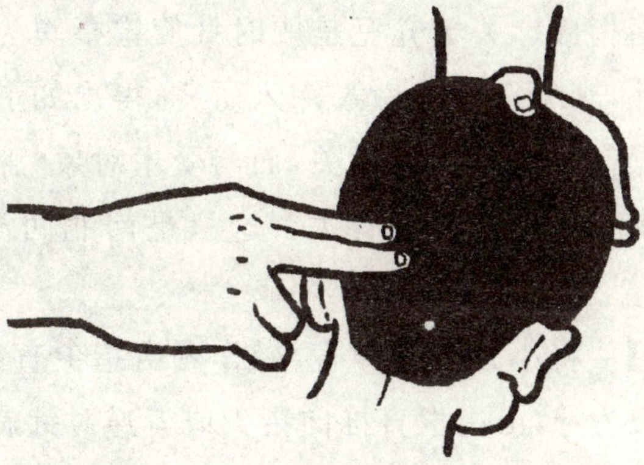

图 33　推天柱骨

（二）上肢部穴位

1. 脾经

【部　位】　在拇指末端的掌面（图 34）。

【讨 论】　关于脾经的位置，夏禹铸在《幼科铁境》中明确指出，拇

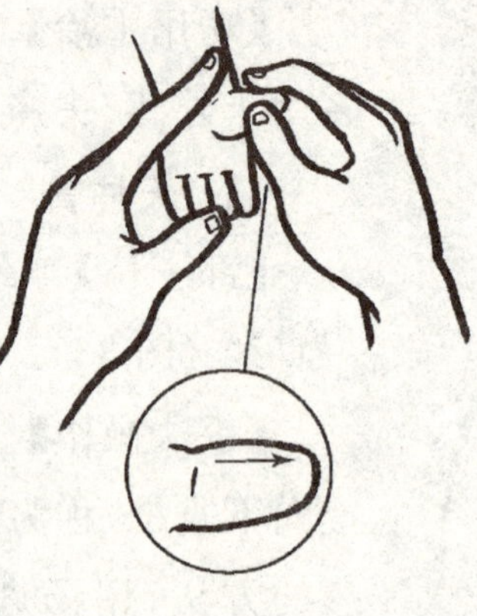

图34 脾 经

指推侧面是错误的,因为画家不好画拇指推拿法,画在了侧面,推脾经穴应该推拇指指腹。关于究竟是顺时针旋推指腹为补,还是由指尖直推指根为补,李华东为此做过深入研究,得出如下结论:推脾土的临床疗效与操作方向等因素无关,而与受术对象"脾脏"的虚实状况及手法的频率、轻重等因素有关。这只是南北两派不同的习惯手法。

【手法操作】 将小儿拇指伸直,操作者由指尖直推向指根或者顺时针旋推指腹为补,由指根直推向指尖或者逆时针旋推指腹为泻,来回推为平补平泻(即清补脾经)。本穴对体虚肌瘦、食欲缺乏和脾虚泄泻有很好的疗效。由于小儿先天脾常不足,因此在临床操作中常用补法或者清补。

【功用主治】 用于小儿消化不良,泄泻,疳积,痢疾,惊厥,黄疸,便血及小儿瘾疹不透等。

2. 肝经

【部 位】 在食指末端的掌面(图35)。

【手法操作】 旋推或向指根方向推为补法,向指尖方向推为泻

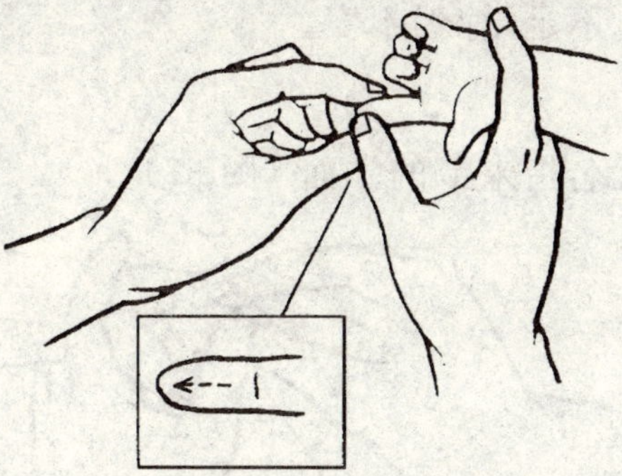

图 35 肝 经

法，或称清法。小儿肝常有余，故推本穴多用泻法而少用补法。

【功用主治】 平肝泻火，解郁除烦。多用于小儿惊风，抽搐，烦躁不安等。

3. 心经

【部　位】 在中指末节的掌面（图 36）。

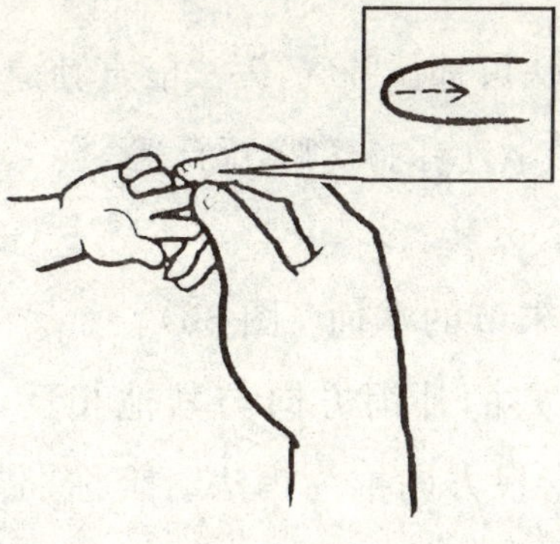

图 36 心 经

【手法操作】 旋推或向指根方向推为补法，向指尖方向推为泻法，统称推心经。本穴亦多用泻法而少用补法，恐动其心火之故。

【功用主治】 清热退心火。主治高热神昏，五心烦热，口舌生疮，小便赤涩，心血不足，惊惕不安。

4. 肺　经

【部　位】 无名指末节的掌面（图 37）。

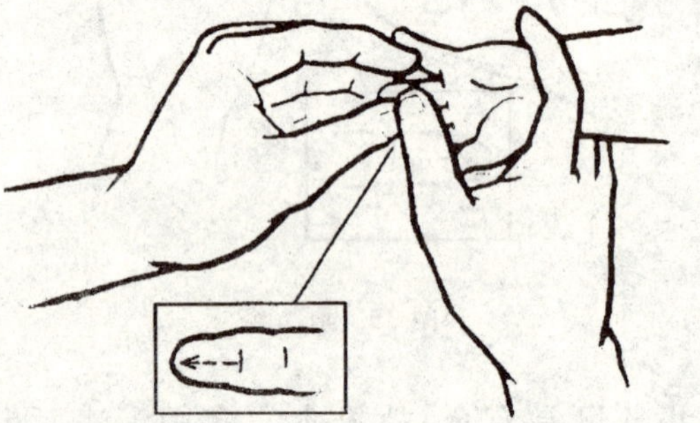

图 37　肺　经

【手法操作】 旋推或向指根方向推为补法，向指尖方向推为泻法。临床应根据具体症状表现，肺气虚损的用补法，肺经实热的用泻法。

【功用主治】 补法可补益肺气，泻法能宣肺清热，疏风解表，化痰止咳。用于感冒，发热，咳嗽，胸闷，气喘，虚汗等。

5. 肾经

【部　位】 小指末节的掌面（图 38）。

【手法操作】 本穴的补泻方向与其他相反，从指根向指尖方向推为补法，从指尖向指根方向推为泻法。统称推肾经。

【功用主治】 补法能补肾益脑，温养下焦；泻法能清利下焦湿热。由于肾先天不足，临床多用补法。常用于久病体虚，肾虚腹泻，遗尿，虚喘，膀胱蕴热，小便淋漓涩痛。

以上 5 个穴位也称为五经。临床应用时，可令小儿俯掌五指收拢，按摩者将拇指放在小儿手背上，另外四指并拢向指端做推法，称

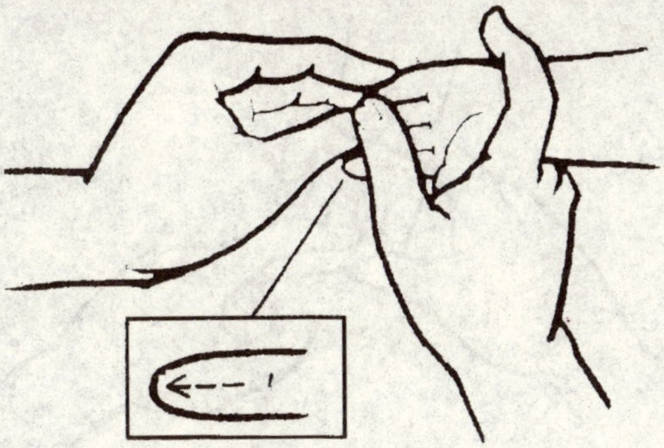

图 38　肾　经

为推五经。推五经对小儿发热有较好的疗效。

6. 肾顶

【部　位】 在小指顶端（图 39）。

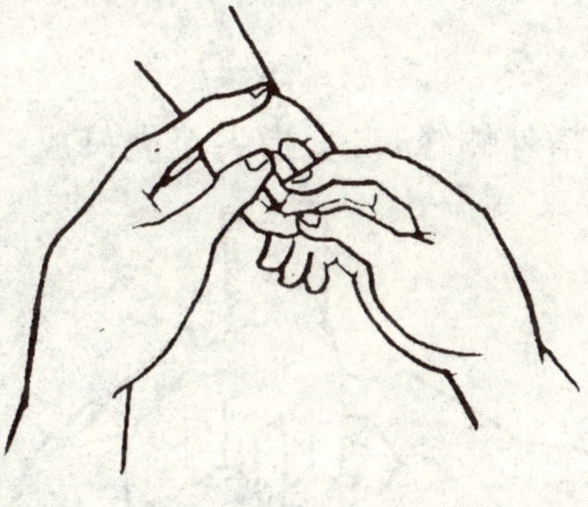

图 39　肾　顶

【手法操作】 用指端按揉，称为揉肾顶。

【功用主治】 收敛元气，固表止汗。对自汗，盗汗或大汗淋漓不止等症有一定的疗效。

7. 肾纹

【部　位】 手掌面，小指第二指间关节横纹处（图 40）。

【手法操作】 用指端按揉，称为揉肾纹。

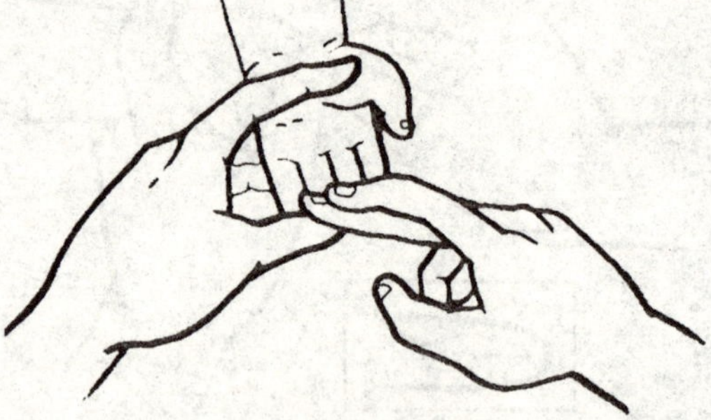

图 40 肾 纹

【功用主治】 祛风明目，散瘀结。本穴善能引内热外散，主要用于目赤肿痛，鹅口疮，或热毒内陷，瘀结不散所致的高热而手脚凉，呼气冷的内热外寒证。

8. 大肠

【部 位】 食指外侧缘，自食指尖至虎口成一直线(图 41)。

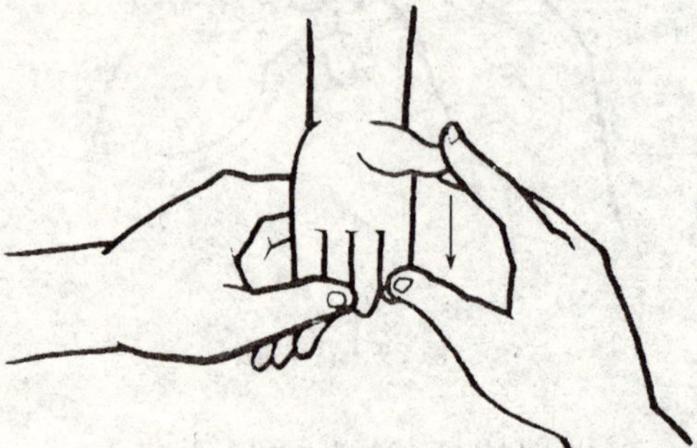

图 41 大 肠

【手法操作】 从食指尖直推向虎口为补法，称补大肠，反之为泻法，称泻大肠，亦称清大肠。

【功用主治】 补法能涩肠固脱，温中止泻；泻法可清利大肠，除湿热，导积滞。用于腹泻，脱肛，痢疾，便秘。

9. 小肠

【部　位】 小指外侧(尺侧)边缘，自指尖至指根成一直线(图42)。

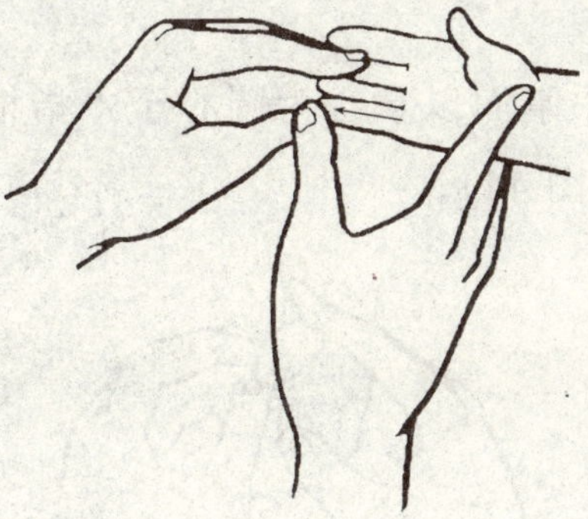

图42　小　肠

【手法操作】 从指尖直推向指根为补法，称补小肠；反之则为泻，称清(泻)小肠。补、清小肠统称为推小肠。

【功用主治】 补法可温补下焦，收敛止遗；泻法可清利下焦湿热，泌别清浊。多用于心火亢盛下移小肠而致的小便短赤不利，尿闭或下焦虚寒性的多尿，遗尿等。

10. 内劳宫

【部　位】 在手掌心中，屈指时中指、无名指之间的中点(图43)。

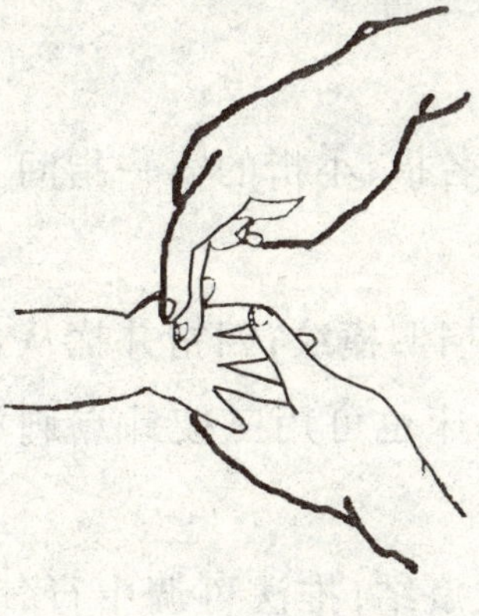

图43　内劳宫

【手法操作】 用指端揉称为揉内劳宫；自小指根部起，运经掌小横纹、小天心至内劳宫穴，称为运内劳宫，即水底捞月的复式手法操作。揉内劳宫可清除心经实热，而运内劳宫则对心、肾两经的虚热证疗效较佳。

【功用主治】 清热除烦。多用于发热，烦渴，口疮，牙龈肿痛，虚烦内热等。

11. 内八卦

【部　位】 在手掌面以掌心为圆心至中指根横纹约 2/3 处为半径所做的圆周动作(图 44)。

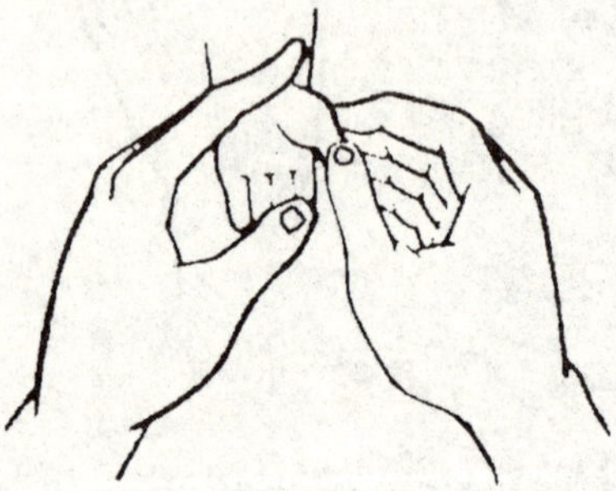

图 44　内 八 卦

【手法操作】 用运法，顺时针方向掐运，称为运内八卦。

【功用主治】 宽胸利膈，理气化痰，导滞消食。主要用于痰结咳嗽，乳食内伤，胸闷，腹胀，呕吐及食欲缺乏等。

12. 四横纹(四缝)

【部　位】 手掌面，食指、中指、无名指、小指的第一指间关节横纹处，共 4 个穴位(图 45)。

【手法操作】 用拇指甲掐揉，称为掐四横纹；四指并拢从食指横纹处推向小指横纹处，称推四横纹。临床也可用三棱针点刺放血治疗疳积等，效果也很好。

【功用主治】 掐法能退热除烦，散瘀结；推法可调中行气，消胀满。临床多用于疳积，腹胀，气血不和，消化不良等症。

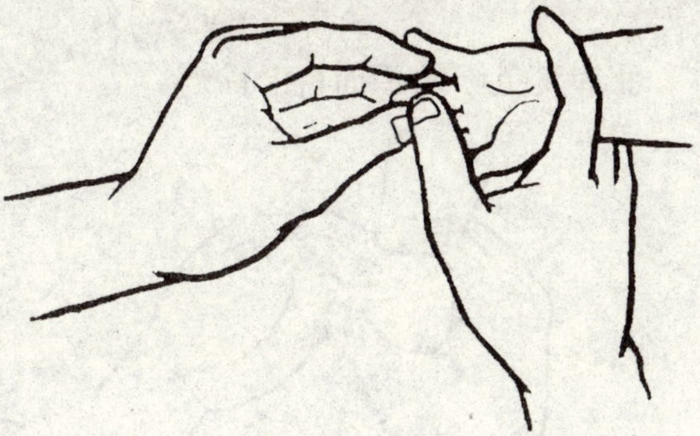

图 45　四横纹

13. 小横纹

【部　位】 在掌面，食指、中指、无名指、小指的掌指关节横纹处，即指根横纹处（图 46）。

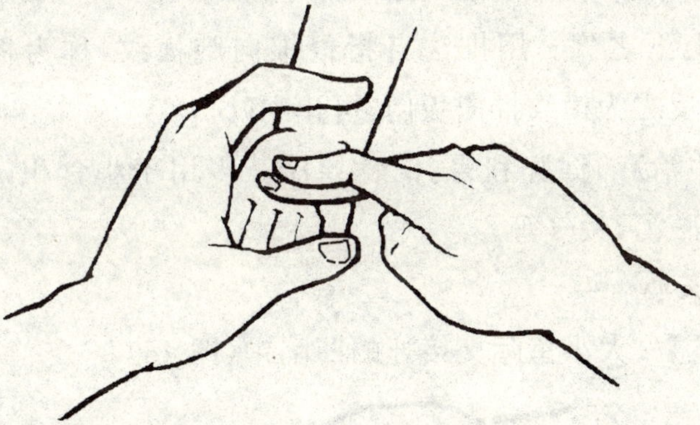

图 46　小横纹

【手法操作】 用拇指甲掐，称为掐小横纹；用拇指侧推，称推小横纹。

【功用主治】 退热，消胀，散结。主要用于脾胃热结，口唇溃烂及腹胀等症。

14. 板门

【部　位】 手掌大鱼际的平面(图 47)。

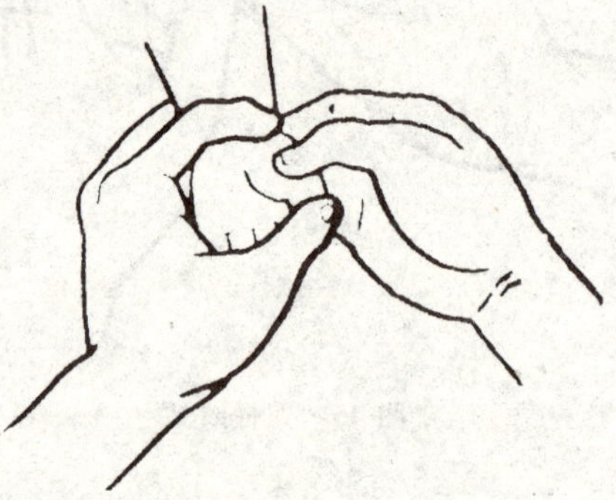

图 47 板 门

【手法操作】 多用揉法或推法。用指端揉,称为揉板门或运板门,可通达上下之气。用推法自指根推向腕横纹,称为板门推向横纹,可止泻;反之为横纹推向板门,可止呕吐。

【功用主治】 健脾和胃,消食导滞。多用于小食积,腹胀,食欲缺乏,呕吐,腹泻,嗳气等。

15. 小天心

【部　位】 大小鱼际交接处的凹陷中(图 48)。

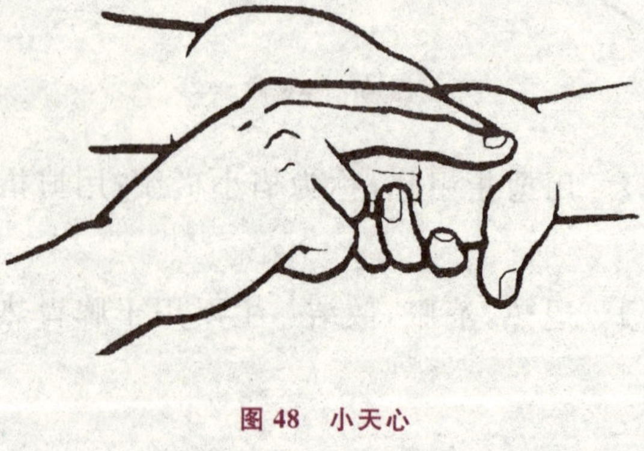

图 48 小天心

【手法操作】 用指端揉，称为揉小天心；用拇指甲掐，称为掐小天心；用中指尖或屈曲的指间关节捣，称为捣小天心。掐法和捣法主要用于小儿惊风抽搐、夜啼，安神定惊效果佳。

【功用主治】 揉法能清热，镇惊，利尿，明目；掐法和捣法镇惊安神。主要用于惊风，抽搐，烦躁不安，夜啼，小便赤涩，斜视，目赤肿痛，疹痘欲出不畅等。

16. 运土入水、运水入土

【部　位】 在手掌面，拇指根至小指根，沿手掌边缘成一条弧形曲线（图 49）。

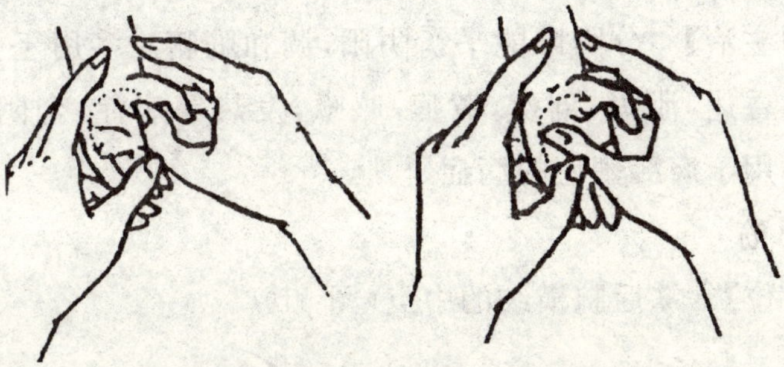

图 49　运土入水、运水入土

【手法操作】 自拇指根（脾土所在指）沿手掌边缘，经小天心推运至小指根（肾水所在指），称为运土入水；反之，称为运水入土。

【功用主治】 运土入水能清脾胃湿热，利尿止泻；运水入土能健脾助运，润肠通便。多用于小便赤涩，腹胀，吐泻，便秘，食欲缺乏等。

17. 分阴阳、合阴阳

【部　位】 小天心的两边（图 50）。

【手法操作】 用分法或合法。分法即用双手拇指以小天心为起始点，同时向两侧做分推，称为分阴阳；合法正相反，从两侧向中心

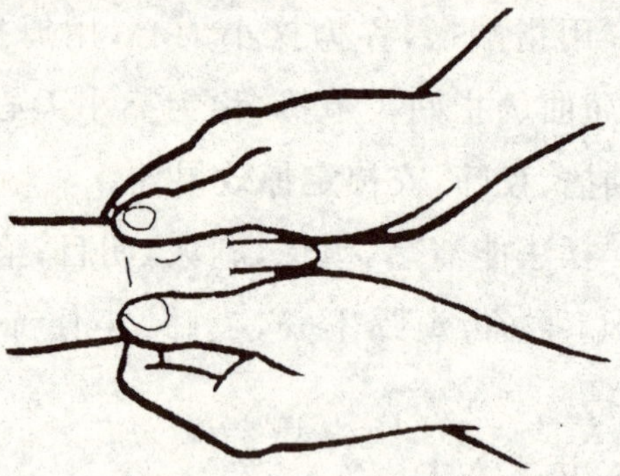

图 50 分阴阳、合阴阳

(小天心)推,称为合阴阳。

【功用主治】 分阴阳能平衡阴阳,调和脏腑。多用于小儿惊风,癫痫抽搐,昏迷,泄泻,痢疾,黄疸,咳嗽,发热等病症;合阴阳能利痰散结,主要用于痰涎壅盛的病症。

18. 总筋

【部 位】 掌后腕横纹的中点(图 51)。

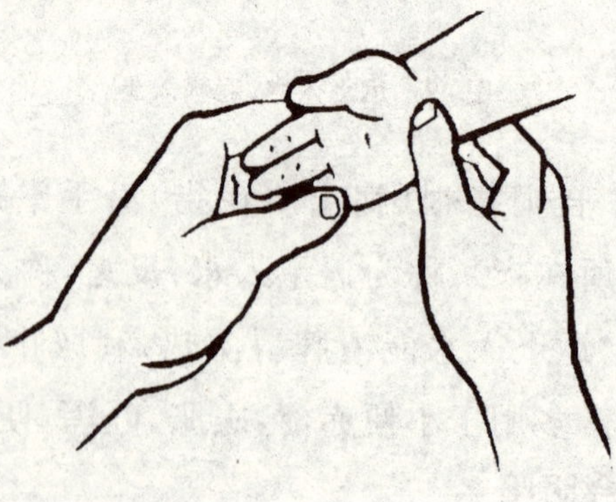

图 51 总 筋

【手法操作】 按揉本穴称为揉总筋;用拇指甲掐称为掐总筋。

【功用主治】 清热散结,调畅气机。临床多用于小儿惊风,抽搐，夜啼，口舌生疮，牙痛，潮热等。治疗惊风抽搐多用掐法。

19. 老龙

【部　位】 中指指甲后 0.1 寸处(图 52)。

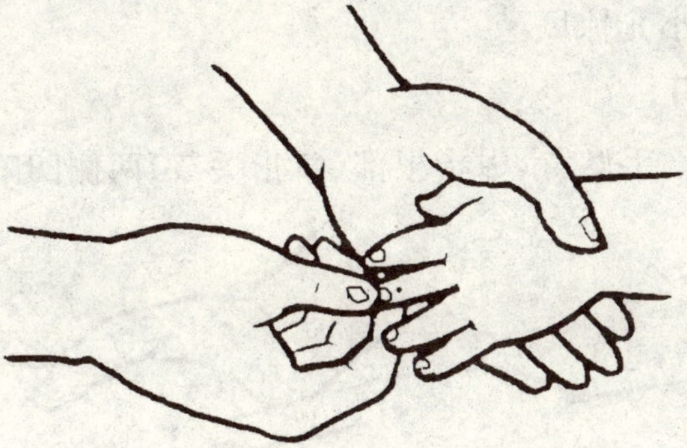

图 52 老 龙

【手法操作】 用掐法，称为掐老龙。

【功用主治】 醒神开窍，本穴主要用于急救，如急惊风。

20. 端正

【部　位】 中指甲根两侧的赤白肉际处，俯掌位左侧为左端正，右侧为右端正(图 53)。

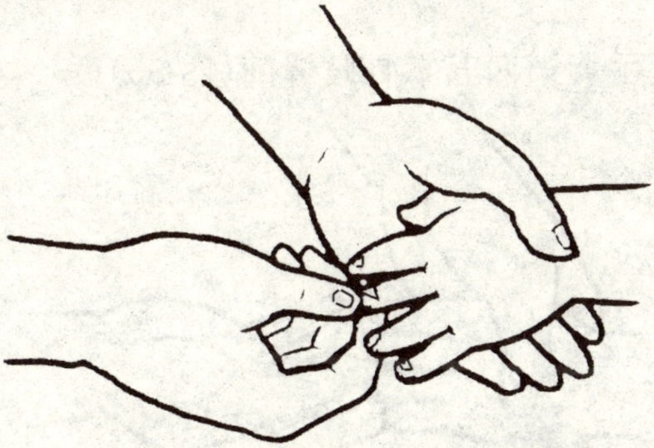

图 53 端 正

【手法操作】 用拇指甲掐或用指端揉称为掐端正或揉端正。

【功用主治】 揉右端正能降逆止呕，主要用于胃气上逆而引起的恶心呕吐等症；揉左端正有升提的作用，可用于泄泻，痢疾等症。掐端正多用于小儿惊风。

21. 二扇门

【部 位】 手掌背，中指根部（掌指关节）两侧凹陷中（图 54）。

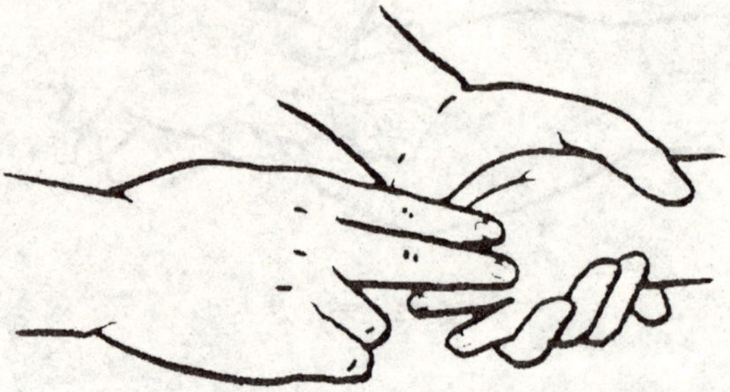

图 54 二扇门

【手法操作】 用拇指甲掐为掐二扇门；用拇指端揉为揉二扇门。揉法要稍用力，速度宜快。

【功用主治】 发汗解表，退热平喘。多用于外感风寒。

22. 精宁

【部 位】 手背第四五掌骨歧缝间（图 55）。

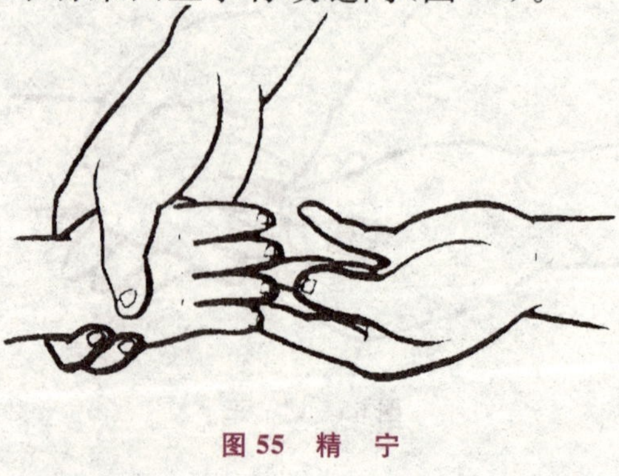

图 55 精 宁

【手法操作】 用掐法，称为掐精宁。

【功用主治】 行气化痰。多用于痰食积聚，痰喘，干呕，疳积等症。

23. 二人上马

【部 位】 手背无名指和小指掌指关节后凹陷中(图 56)。

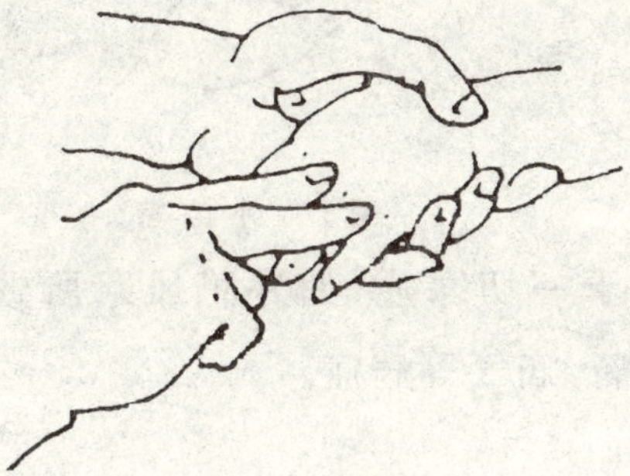

图 56 二人上马

【手法操作】 用拇指指端揉称为揉上马；用拇指指甲掐称为掐上马。

【功用主治】 滋阴补肾，利水通淋。本穴用揉法为多，多用于虚热咳喘，潮热烦躁，牙痛，小便淋漓、涩痛，腹痛等。

24. 外八卦

【部 位】 在手掌背，与内八卦相对。

【手法操作】 用拇指做顺时针方向掐运，称为运外八卦。

【功用主治】 宽胸理气，通滞散结。多用于胸闷，腹胀，大便秘结等症。

25. 外劳宫

【部 位】 在手掌背，与内劳宫相对(图 57)。

【手法操作】 用揉法称为揉外劳宫，用掐法称为掐外劳宫。

【功用主治】 温阳散寒，升阳举陷，兼发汗解表。本穴性温，且

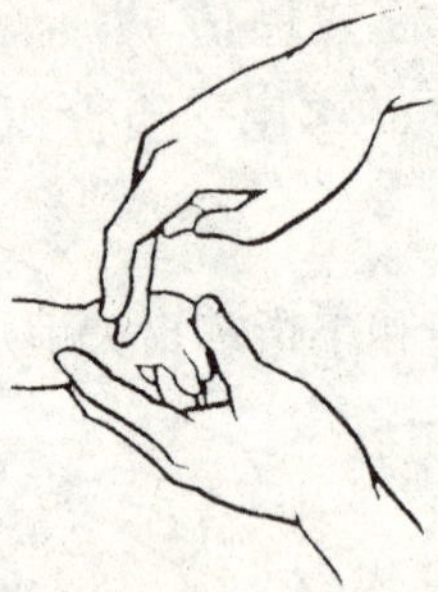

图 57　外劳宫

多用揉法。适用于一切寒症，如外感风寒所致鼻塞、流涕或脏腑积寒，肠鸣腹泻，腹痛，疝气等病症。

26. 一窝风

【部　位】 手腕背侧，掌根凹陷中（与小天心相对，图 58）。

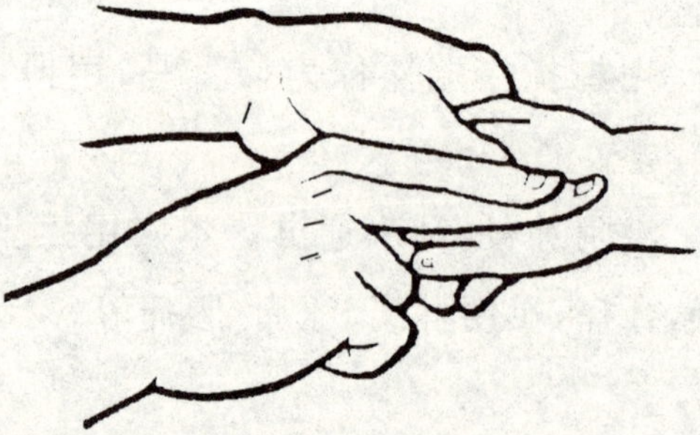

图 58　一窝风

【手法操作】 用揉法称为揉一窝风。

【功用主治】 发散风寒，宣通表里，温中行气，利关节，止痹痛。主要用于伤风感冒，腹痛，关节痹痛等。

27. 尺泽

【部　位】 在肘横纹中（图 59）。

【手法操作】 用拇指、食指相对挤捏，即捏挤法。

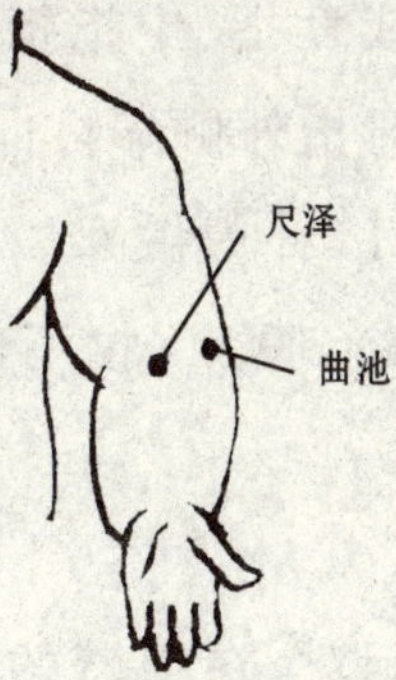

图 59　尺泽、曲池

【功用主治】 清热，宁心，调肠胃。主要用于呕吐，腹痛，泄泻，热病。

28. 曲池

【部　位】 屈肘，在肘横纹的外侧端(见图 59)。

【手法操作】 用掐法或揉法，称为掐曲池或揉曲池。

【功用主治】 清热活血，祛风通络，止痹痛。主要用于风热感冒，火热便秘，上肢麻木、疼痛和手指拘急不能屈伸。

29. 上三关

【部　位】 前臂的外侧(桡侧)面，从肘部(曲池)至手腕根部成一直线(图 60)。

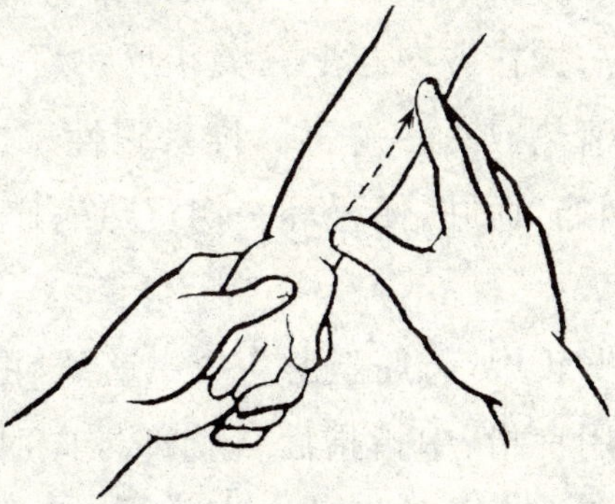

图 60　上 三 关

【手法操作】 用拇指或食指、中指指面自腕部推向肘部，称为推三关；将小儿拇指屈曲，自拇指外侧端推向肘部称为大推三关。

【功用主治】 温阳行气，补虚散寒。推三关性温热，主要用于气血虚弱，病后体弱，四肢厥冷，腹痛，腹泻，斑疹透出不畅及感冒风寒等一切虚寒病症。

30. 下六腑

【部 位】 与上三关相对，在前臂的内侧（尺侧）面，从腕根部至肘部成一直线（图 61）。

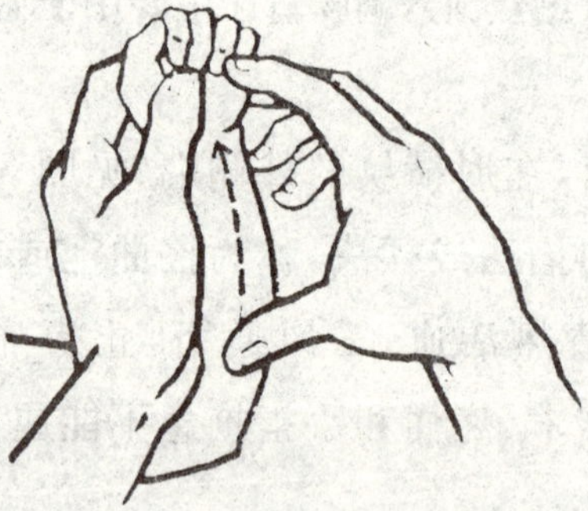

图 61 下六腑

【手法操作】 用拇指或食指、中指指面自肘部推向腕，称为推下六腑或推六腑。手法操作方向与上三关相反。

【功用主治】 清热，凉血，解毒。推六腑性寒凉，主要用于高热，烦渴，惊风，口疮，咽痛，面肿，便秘等一切实热病症。

31. 天河水

【部 位】 前臂正中，总筋至肘弯成一直线（图 62）。

【手法操作】 用食指、中指指面自腕部推向肘部，称为推（清）天河水；用食指、中指蘸水自总筋开始，一起一落弹打如弹琴状，直至肘部，同时一面用口吹气随之，这种手法在前面已介绍过，是复式手法，

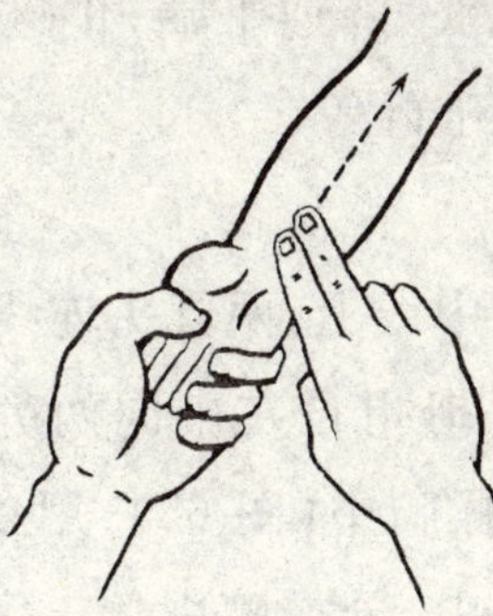

图62　天河水

称为打马过天河。

【功用主治】 清热解表,泻火除烦。主要用于治疗热性病症,如外感发热,潮热,内热,烦渴,惊风等一切热症。打马过天河法清热之力较强,多用于高热,实热证。

(三)胸腹部穴位

1. 天突

【部　位】 胸骨上窝凹陷中(图63)。

【手法操作】 用中指指端按或揉天突穴,称为按天突或揉天突。

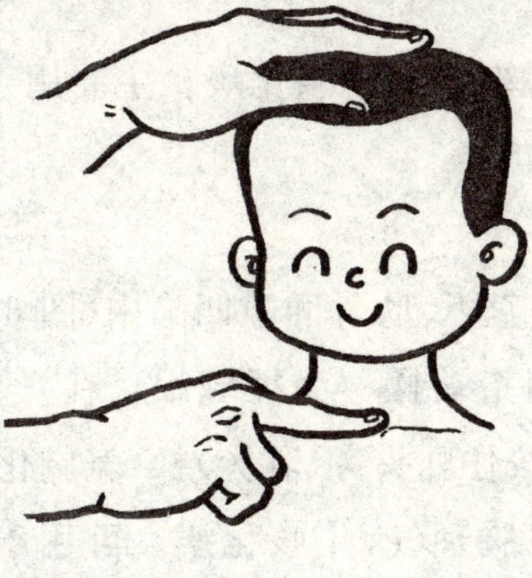

图63　天　突

【功用主治】 理气化痰，降逆平喘，止呕。主要用于痰涎壅盛导致的气急、咳喘胸闷、恶心呕吐等。

2. 膻　中

【部　位】 前胸部正中线上，两乳头连线的中点，平第四肋间。

【手法操作】 用两手拇指自穴中向两旁分推至乳头，称为分推膻中（图 64）；用指端揉为揉膻中（图 65）；用食指、中指自胸骨切迹向下推至剑突名推膻中。其中，分推膻中偏于宽胸理气，而揉膻中则偏于化痰的功效。

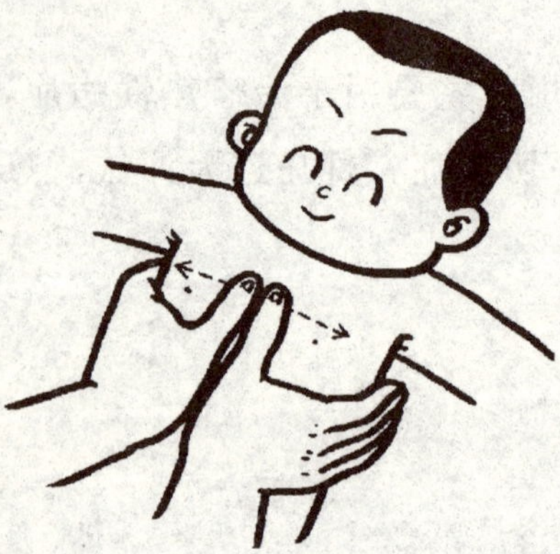

图 64　分推膻中

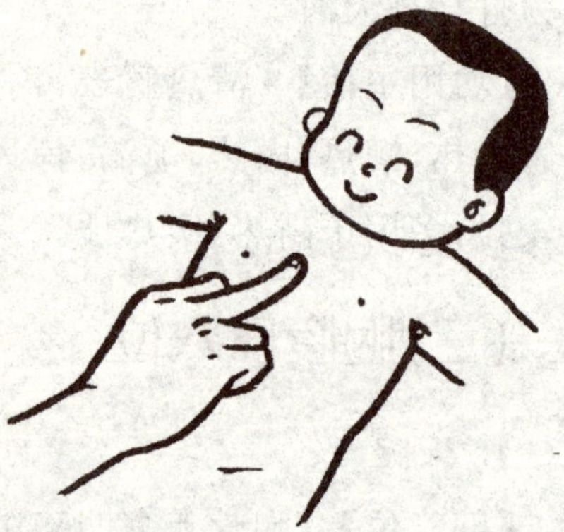

图 65　揉 膻 中

【功用主治】 宽胸理气，止咳化痰。主要用于各种原因引起的胸闷、吐逆、咳喘等。

3. 乳根

【部　位】 乳头直下，肋骨间隙凹陷中（图 66）。

【手法操作】 用指端揉称为揉乳根。在操作时，可用拇指按住该穴位，食指或中指按住乳头旁（乳旁）揉，宽胸化痰的效果更好。

【功用主治】 宽胸理气，止咳化痰。可用于胸闷、咳喘、呕吐等病症。

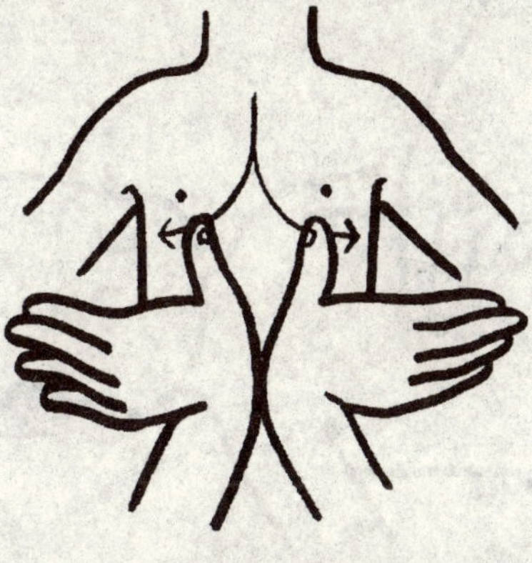

图 66　乳　根

4. 胁肋

【部　位】 从腋下两胁至天枢处(图 67)。

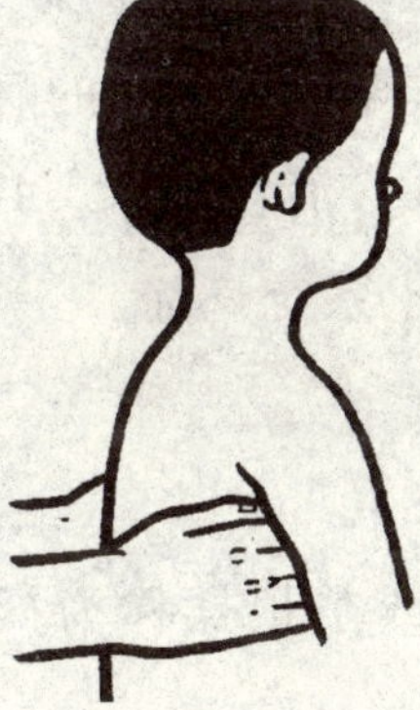

图 67　胁　肋

【手法操作】 一人将小儿抱在怀中,把小儿的两手搭在其肩膀上,按摩者对小儿两胁从上搓摩至肚角处。

【功用主治】 顺气化痰,消积除胀。用于小儿食积、痰壅等所致的胸闷、腹胀等病症。

5. 中脘

【部　位】 剑突与脐连线的中点(图 68)。

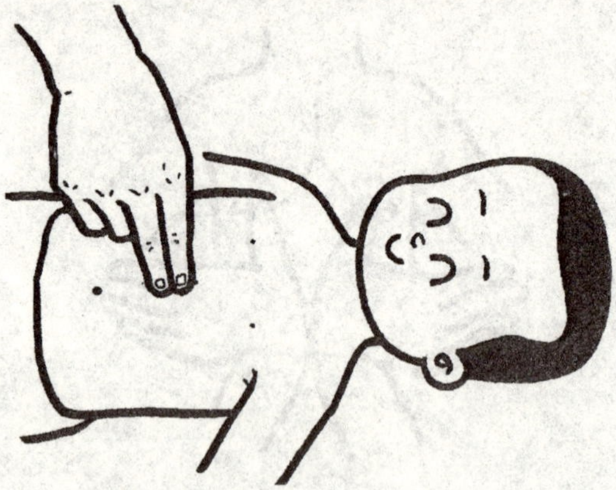

图68 中 脘

【手法操作】 用指端或掌根按揉称为揉中脘；用掌心或四指摩称为摩中脘；自喉往下推至中脘称推中脘，又称推胃脘。揉摩中脘能健胃消食，而推中脘对呕恶等胃气上逆的病症效佳。

【功用主治】 健运脾胃，消食和中。用于小儿腹胀、食积、呕吐、泄泻、食欲缺乏、嗳气等消化系统病症。

6. 神阙

【部 位】 肚脐(图69)。

【手法操作】 用指端或掌根揉称为揉脐，用手指或手掌摩称为

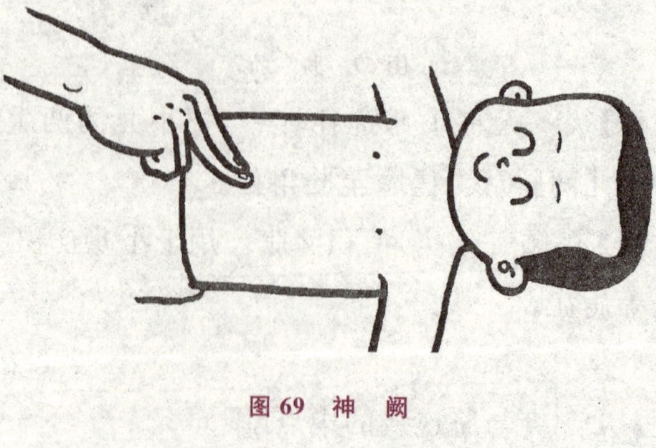

图69 神 阙

摩脐。

【功用主治】 健脾和胃，消食导滞，补益气血。多用于腹胀、腹泻、食积、便秘、肠鸣、吐泻等。

7. 天枢

【部　位】 脐中旁开2寸处(图70)。

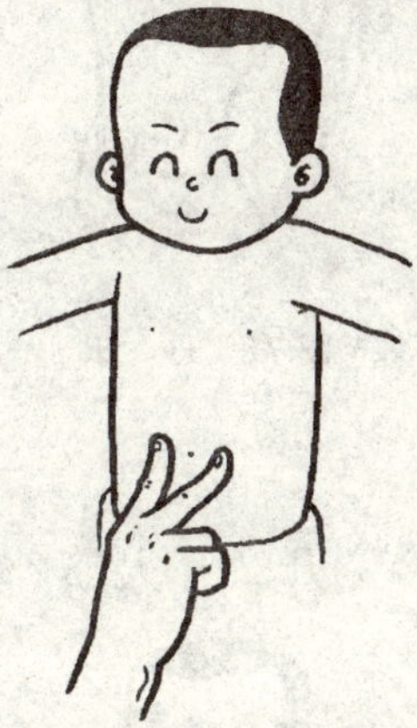

图70 天 枢

【手法操作】 用揉法称为揉天枢。临床上可用中指按脐，食指与无名指各按两侧天枢穴同时揉动。

【功用主治】 疏导大肠，理气消滞。多用于小儿腹泻、便秘、腹胀、腹痛、食积。

8. 丹田

【部　位】 小腹正中(图71)。

【手法操作】 揉法或摩法称为揉丹田或摩丹田。揉丹田对小儿尿潴留效果较佳。

【功用主治】 培肾固本，温补下元，分清泌浊。可用于小儿腹泻，腹痛，遗尿，脱肛，疝气，尿潴留，先天不足而致发育不良等。

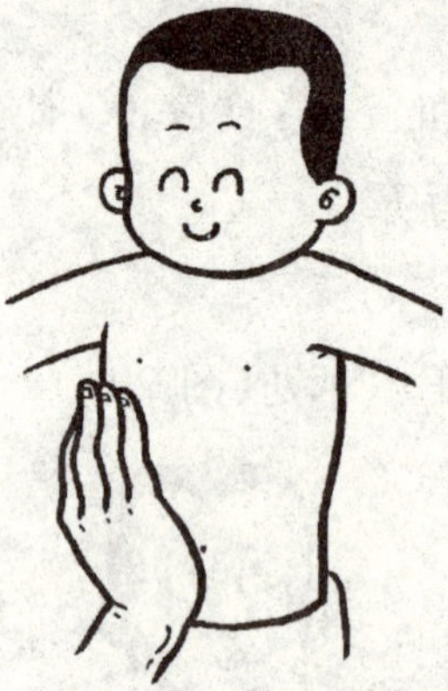

图 71　丹　田

9. 肚角

【部　位】 脐下 2 寸，旁开 2 寸大筋(图 72)。

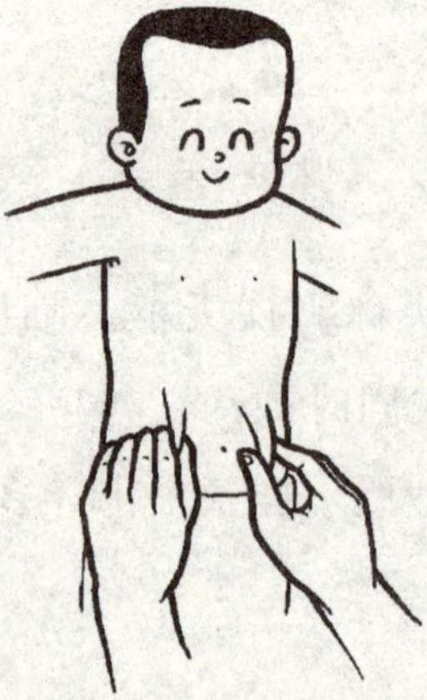

图 72　肚　角

【手法操作】 用拇指、食指、中指做拿法为拿肚角，用指端按称为按肚角。按肚角、拿肚角是止腹痛的要法。这种手法刺激较强，故拿3～5 次即可。为防止小儿哭闹影响手法操作的进行，可在其他手法操作完毕后，再进行这种手法治疗。

【功用主治】　止痛止泻。多用于小儿腹痛、腹泻。

(四)项背部穴位

1. 肩井

【部　位】　在大椎与肩峰连线的中点，肩部筋肉处(图 73)。

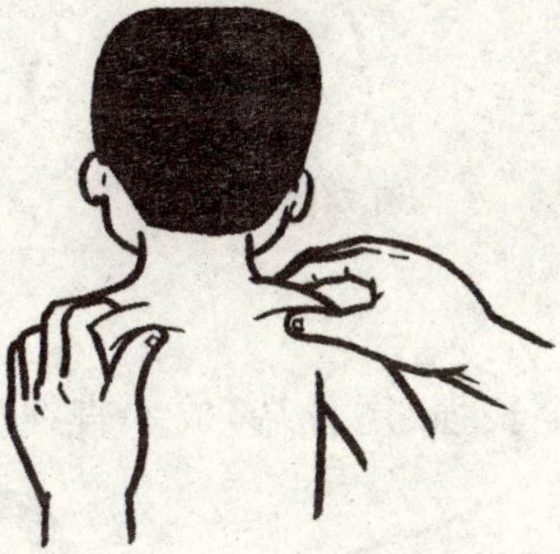

图 73　肩　井

【手法操作】　用拇指与食指、中指用力提拿，称为拿肩井；用指端按或揉称为按肩井或揉肩井。临床中多用于治疗结束后的手法，即总收法。

【功用主治】　宣通气血，发汗解表。用于感冒，惊厥，上肢抬举不利。

2. 大椎

【部　位】　在第七颈椎棘突下凹陷中，低头时项部的突出隆起处(图 74)。

【手法操作】　用指端揉为揉大椎；或用屈曲的食指、中指蘸清水在穴位上提捏至局部皮下出现轻度淤血为止，这种手法为提捏法。

【功用主治】　清热解表。多用于外感发热、项强、咳嗽。

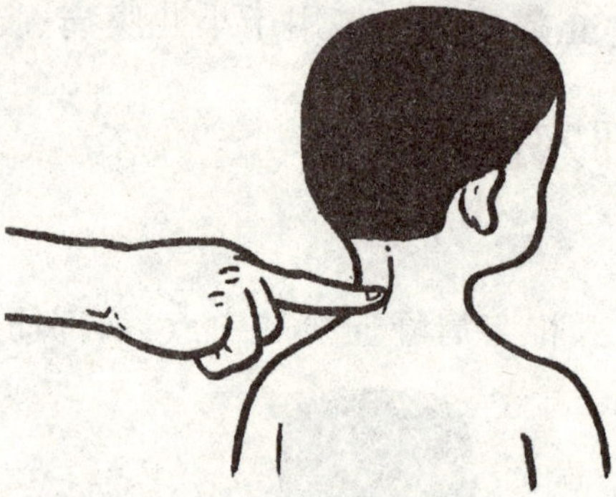

图74 大 椎

3. 脊柱

【部 位】 大椎至长强(尾骨端)成一直线(图75)。

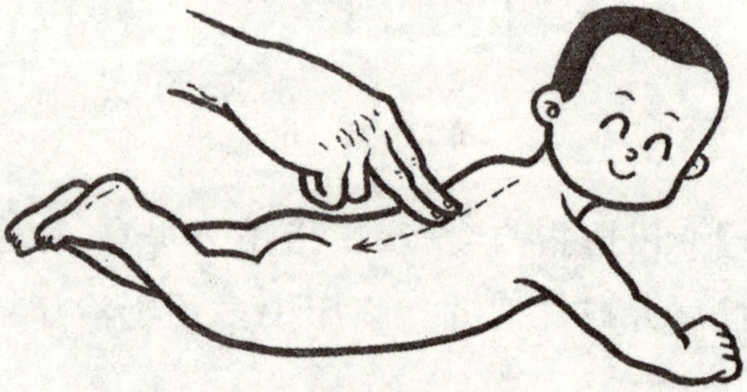

图75 脊 柱

【手法操作】 用食指、中指指面自下而上直推称为推脊，具有清热功效。用捏法自下而上称为捏脊。小儿捏脊是临床中较为常用的保健手法操作。在捏脊前一般先在背部轻轻按摩几遍，使肌肉放松。捏脊一般3～5遍，每捏三下再将脊背皮肤提一下(增加刺激强度)，称为捏三提一法。

【功用主治】 调和气血，平衡阴阳，疏通经络，强身健体。用于小儿疳积，腹泻，腹痛，惊风，夜啼，发热等病症。

4. 七节骨

【部　位】 第四腰椎至尾椎骨端成一直线(图 76)。

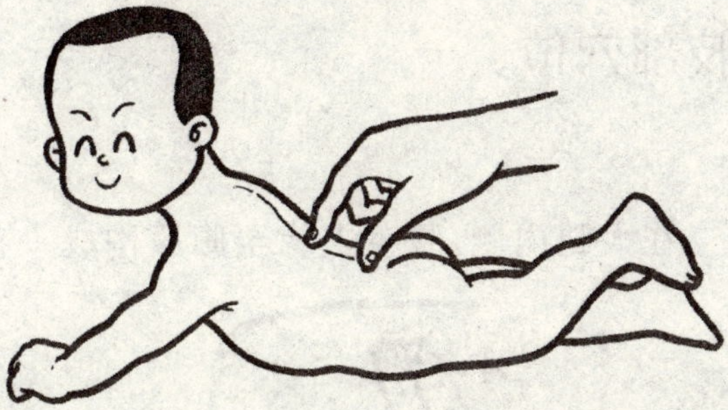

图 76　七节骨

【手法操作】 用拇指桡侧面或食指、中指指面自下而上做直推，称为上推七节骨；相反，自上而下为下推七节骨。

【功用主治】 上推温阳止泻，下推泻热通便。用于腹泻、便秘、痢疾等。

5. 龟尾

【部　位】 尾椎骨端(图 77)。

【手法操作】 用拇指指端或中指指端揉称为揉龟尾。

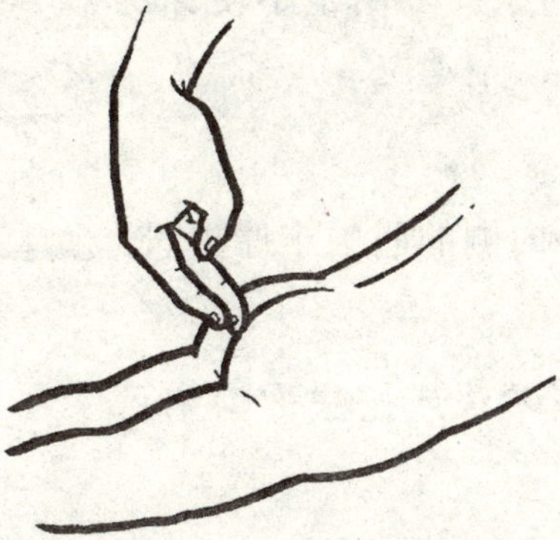

图 77　龟尾

【功用主治】 通调督脉，调理大肠。用于泄泻、便秘、脱肛、遗尿。

（五）下肢部穴位

1. 箕门

【部　位】 在大腿内侧，膝盖上缘至腹股沟成一直线（图78）。

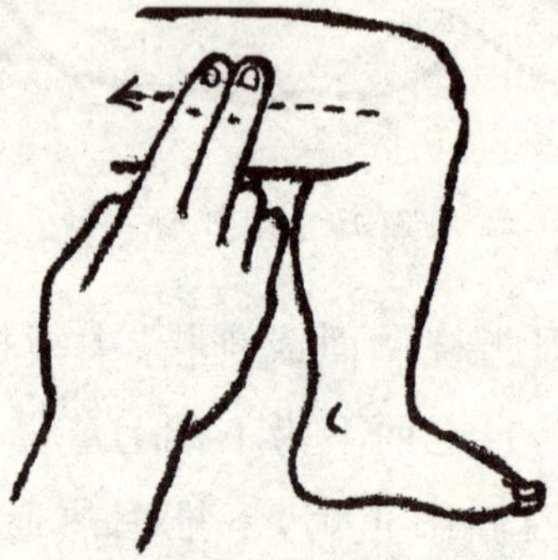

图78　箕　门

【手法操作】 用食指、中指自膝盖上缘向腹股沟做直推，称为推箕门。

【功用主治】 利尿。多用于小便赤涩不利，尿闭等。

2. 百虫窝

【部　位】 膝盖内侧的肌肉丰厚处（图79）。

【手法操作】 用拿法或按法称为拿百虫窝或按百虫窝。

【功用主治】 通经活络，止痹痛。多用于下肢抽搐、瘫痪或痹痛。

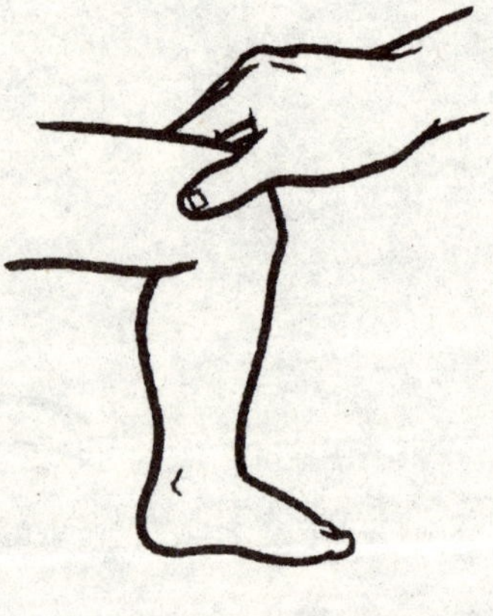

图79　百虫窝

3. 膝眼

【部　位】 髌韧带两侧之凹陷处，内侧的为内膝眼，外侧的为外膝眼（图 80）。

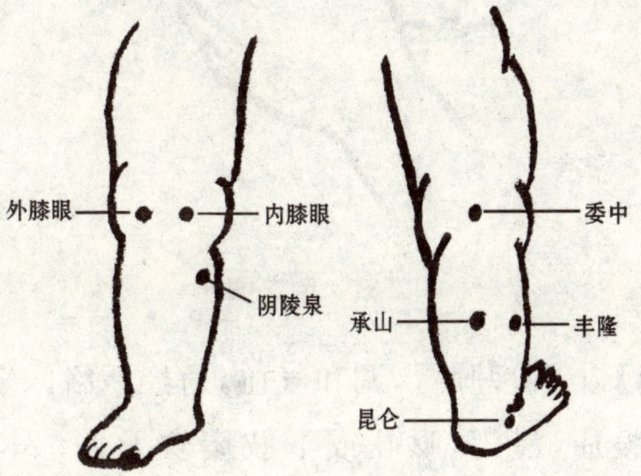

图 80　下肢穴位

【手法操作】 用按法称为按膝眼。

【功用主治】 活络定惊。多用于小儿惊风抽搐或下肢的痿软无力。

4. 委中

【部　位】 膝盖后弯（即腘窝中），腘横纹的中点（见图 80）。

【手法操作】 用拇指、食指指端提拿、钩拨腘窝中的筋腱称为拿委中。

【功用主治】 活络定惊。多用于小儿惊风抽搐或下肢的痿软无力。

5. 足三里

【部　位】 小腿前外侧，外膝眼下 3 寸（小儿手指并拢，约三横指宽），距胫骨前缘一横指（图 81）。

【手法操作】 用按法或揉法称为按足三里或揉足三里。

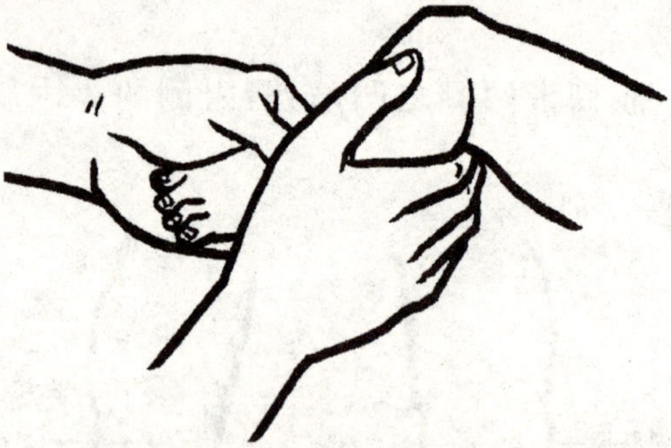

图81　足三里

【功用主治】　调理脾胃，调和气血，通经活络。多用于消化系统疾病，如腹胀，腹痛，泄泻，呕吐或下肢痿软无力。本穴是小儿保健要穴。

6. 丰隆

【部　位】　小腿外侧，外踝与膝盖外侧之间连线的中点(见图80)。

【手法操作】　用指端揉称为揉丰隆。

【功用主治】　和胃化湿。本穴是运化痰湿，祛痰湿的效穴。主要用于痰涎壅盛，咳嗽气喘等病症。

7. 阴陵泉

【部　位】　在小腿内侧，胫骨内侧髁后下方凹陷中(见图80)。

【手法操作】　用按法或揉法称为按阴陵泉或揉阴陵泉。

【功用主治】　健脾利水，通利三焦。多用于腹胀，泄泻，痢疾等肠胃疾病和小便不利，失禁等病症。

8. 承山

【部　位】　小腿肚，腓肠肌腹下凹陷中(见图80)。

【手法操作】　用拿法称为拿承山。

【功用主治】　疏筋活络。主要用于腿痛转筋，下肢痿软。

9. 三阴交

【部　位】 小腿内侧，内踝上 3 寸（小儿自身约三指宽，图 82）。

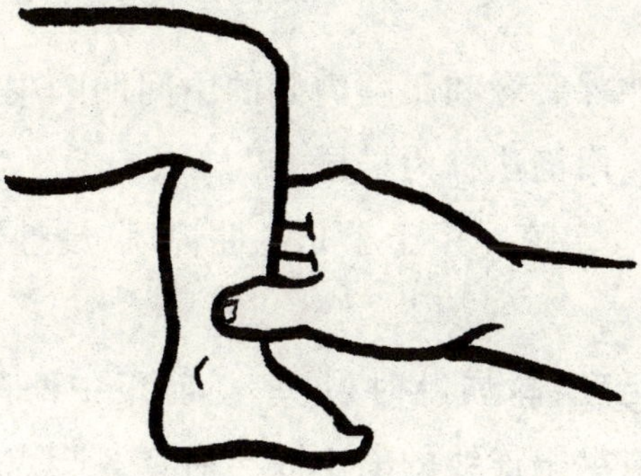

图 82　三 阴 交

【手法操作】 用指端按揉称为揉三阴交。

【功用主治】　活血通经，清利下焦湿热。多用于遗尿，癃闭，小便淋漓不畅，惊风，消化不良等病症。

10. 解溪

【部　位】 踝关节前横纹中，两筋之间的凹陷中（图 83）。

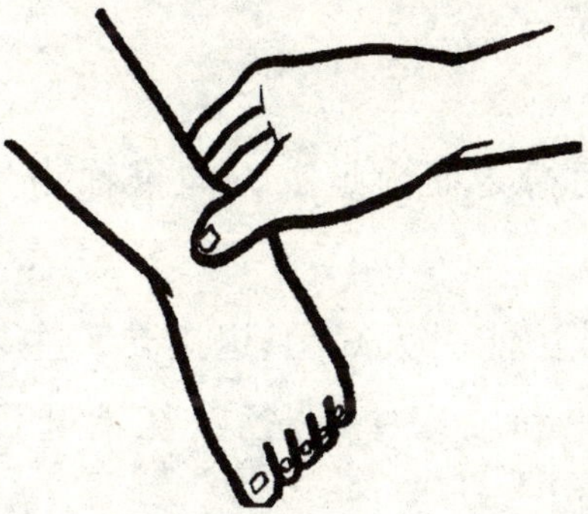

图 83　解　溪

【手法操作】 用指甲掐或指端揉，称为掐解溪或揉解溪。

【功用主治】 活络定惊。主要用于小儿惊风，吐泻不止，踝关节屈伸不利。

11. 昆仑

【部　位】 外踝后缘和跟腱内侧的中间凹陷中（见图 80）。

【手法操作】 用掐法称为掐昆仑。

【功用主治】 定惊。用于小儿急性惊风、慢性惊风。

12. 涌泉

【部　位】 足底部，屈趾时，足掌心前正中凹陷中，约当足底二三趾趾缝纹头端与足跟连线的前 1/3 与后 2/3 交点上（图 84）。

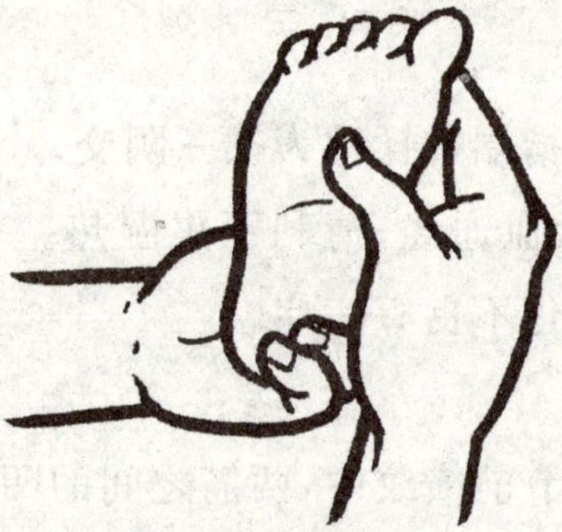

图 84　涌　泉

【手法操作】 用拇指面向足趾方向推称为推涌泉，用指端揉称为揉涌泉。

【功用主治】 推法能引火归元，退虚热。主要用于五心烦热，烦躁不安等症。从理论和临床中看，揉法能治吐泻，揉左侧涌泉可止吐，揉右侧涌泉可止泻。

第三章 小儿日常保健抚触按摩法

一、日常护理中的抚触按摩

在小儿的日常护理中，随时可加进抚触按摩的内容，两者的相互融合会逐渐使抚触按摩成为日常护理不可分割的一部分，对于小儿的身心健康更会起到不可估量的作用。研究成果表明，日常护理中结合一些直接的肌肤接触有助于孩子的发育成长，有助于语言交流和交际技能的提高。在实践中，细心地照料孩子的工作中增加抚触按摩的内容，更会使孩子感受到浓浓的爱意，并由此产生安全感。日常护理如哺乳、洗澡、换尿布等过程中均可进行适当的抚触按摩。

（一）哺乳时的抚触按摩

为孩子哺乳时是一个抚触按摩的好时机。孩子紧贴母亲的身体本身就是很好的抚触方式，能够使孩子从中获得足够的安全感，为日后成为一个幸福、自信的人奠定了基础。因此，建议母亲在为小儿喂奶时，能够裸露小儿大部分的身体，也可只戴一个兜肚儿，尽量使母子能够肌肤相亲。这就需要保持房间有适宜的温度。在此基础上，母亲可适度为孩子按摩。按摩动作一定要轻缓，有节奏，以小儿乐于接受、不影响吃奶为原则，如握握揉揉小脚。具体的抚触按摩方法可有以下几种。

1. 宝宝快快长抚触按摩 小儿在母亲怀中，母亲一只手托住小儿，另一只手从小儿头项部开始向下抚摩，沿后背、腰臀、腿一直抚摩到脚。然后再从头项开始重复抚摩。动作要连贯，轻缓，有节奏。抚摩的同时，慈爱地看着小儿的眼睛，可哼唱："宝宝快快长啊，宝宝快快长啊……"将无私的母爱传递给孩子。

2. 揉足三里 母亲坐下来为小儿哺乳时，可腾出一只手来轻轻按揉小儿的足三里穴，能够帮助小儿消化，有助于进食。按揉足三里要有节奏，使小儿适应能接受。

3. 握小脚丫儿 母亲在抚摩小儿身体的同时，可握一握小儿的脚丫儿；或者哺乳时只按揉脚部。有时小儿在吃奶感到很畅快的时候，往往会不自觉地晃晃小腿，扑腾扑腾小脚儿。母亲可将小儿的脚握在手里，轻轻揉捏，注意与小儿的交流，看小儿的反应以随时调整。

（二）洗浴时的抚触按摩

1. 洗浴中的抚触按摩 将小儿放入温度适宜的水中为其洗浴的时候，往往是小儿最乐不可支的时候。小儿有喜爱玩水的天性。洗澡时，可将塑料的小鸭子、小鹿等玩具一起放入浴盆中，以让小儿在其中尽情嬉戏。这时候父母全身心地为小儿洗澡，可穿插一些按摩的动作，如搓洗四肢、颈项、后背等部位时，可稍用力来按摩。大一些的婴儿无论在平时怎么不配合，此时在水里都不会在乎父母的动作，因为他的心思都在玩水上了。洗浴时按摩也可帮助小儿更好地放松身心。

2. 洗浴后的抚触按摩 在每次洗浴后应当为小儿进行适当的抚触按摩，无论是全身的还是局部的。并且应当将两者结合成为一体，形成浴后按摩的习惯。浴后的抚触按摩可使用一些中性润肤油，也可不用。在炎热的夏天小儿浴后,可扑上适量的婴儿爽身粉,尤其皮肤褶皱处。

(1)襁褓中的抚触按摩:小儿浴后将其擦干,可先用一条毛巾把他(她)严严实实地包裹起来,类似一个"襁褓",大人将小儿在怀中胸贴胸地抱一会儿,这样小儿会感到很舒适、安全。这时即可透过毛巾进行抚触按摩,如按摩手臂、头部、后背等部位。

(2)毛巾上的抚触按摩:将小儿擦干放在清洁干爽的毛巾上,如果小儿乐于合作,即可为小儿进行全身性的抚触按摩,如果小儿不是很配合,可简单进行一些局部的抚触按摩,应选择能接触大面积肌肤的部分,如前胸、后背等。如果小儿不乐意躺着,可让其坐起来,此时大人一定要扶住他(她),可一手扶住后背,抚触按摩前胸;或一手扶住前胸,抚触按摩后背。

(三)换尿布时的抚触按摩

在每次的换尿布的过程中,可以适当为小儿进行局部的抚触按摩。通常可在换掉尿布、清洗完之后,更换新尿布之前进行。这时候的小儿由于感到舒适,一般可以很好地配合。如果小儿老是蹬腿、翻身或用其他方式表现出不满时,应停止按摩,并要及时与其交流,了解他(她)的需要,采用其他小儿可以接受的方式来安抚他(她),如用能够发出声响的玩具来吸引其注意力,或者将小儿抱起来等。在开始的时候,小儿可能有个适应接受的过程,可连续试做几天,在小儿慢慢接受后,抚触按摩的手法也可以逐渐增多。抚触按摩的方式可有如下几种。

1. 提臀逗乐　双手手心相对分别握住小儿的双腿踝关节,将下肢轻轻抬起,使小儿膝关节微屈,然后上下有节奏地同时晃动双腿,晃动的幅度要以小儿能接受为度。可同时发出一些有趣的声音来吸引小儿的注意力，与小儿逗乐。注意观察小儿的反应，以及时调整动作。

2. 提臀抚触按摩 用一只手握住小儿的双踝关节，将小儿下肢抬起，要尽量使臀部抬离床铺的水平面，然后用另一只手从臀部开始，伸展手掌沿大腿后面向下抚摩至足跟部，随着这只手的向下抚摩，握住踝关节的手可逐渐放下抬高的下肢。通常双腿能够同时被抚触到，如此反复抚摩数遍。

3. 下肢抚触按摩 将小儿下肢放平，一只手手心向上，握住一侧的踝关节，另一只手由同侧的大腿根部开始，从前面经膝关节、小腿一直抚摩到足背，然后拽拽每个胖胖的小脚趾头，如此几遍之后，重点按摩一下阳陵泉（膝下外侧，腓骨小头下缘凹陷中）、阴陵泉穴（与阳陵泉穴相对，在胫骨内侧髁下缘凹陷处）。然后用同样的方法抚触按摩另一侧肢体。

4. 腹部抚触按摩 将手掌轻轻放在小儿腹部，以肚脐为中心，顺时针方向转圈，最后将手掌停在肚脐上保持数分钟。

（四）入睡前的抚触按摩

在小儿即将要入睡的时候，很多父母往往出于一种本能去抚慰小儿以帮助孩子入睡。例如，轻轻拍打、哼唱催眠曲、在臂弯里轻轻晃动等，然后将孩子放在床上或摇篮里，坐在床旁或站在摇篮旁轻轻抚摩孩子，看孩子入睡了再离开。如果经常这样做，在睡前抚慰孩子，形成一种固定的护理方式，则可以给孩子一个要睡眠的信号或暗示，父母一旦开始抚摩安抚孩子，则能使其很快安宁下来，带着安全舒适的感觉进入梦乡。

但是按照儿童心理学家的观点，在婴儿添加辅食之后，就要逐渐培养孩子建立一套睡眠常规，形成有规律的作息制度，如茶点、玩耍、回房间，喂奶，上床睡觉等等都要有一定的时间，并要让孩子学会自己入睡，这样做对于培养孩子的自立精神非常重要。如果孩子从出生后一直是父母帮助入睡，可能会使孩子养成依赖习惯，必须有亲人在旁边才能入睡。因此在孩子四五个月之后，父母可有意识地减少帮助孩子睡眠的措施，鼓励孩子独立入睡。但日常的抚触按摩是必不可少的。抚触按摩可有如下方法。

1. 腹部抚触按摩　让小儿紧贴大人的身体躺下，仰卧位，大人侧卧，可用一只手支撑头，另一只手轻抚小儿的腹部。大人体位感到舒适即可。可用整个手掌和手指顺时针柔缓而有力有节奏地抚摩小儿腹部（通常是隔衣被抚摩），看到小儿放松有睡意时，可减轻抚摩的力度，随着小儿入睡而逐渐停止抚摩。

2. 睡前三穴抚触按摩　在入睡前，按摩中脘、神阙（肚脐）、足三里穴，能够放松腹部，减轻消化系统负担，安神宁心，帮助小儿尽快入睡，提高小儿睡眠质量，对一些素有食积的小儿，尤其适用。

3. 头项部抚触按摩　如果小儿在妈妈的臂弯里入睡，可以采用这种抚慰方法。一只手臂抱着孩子，另一只手轻抚小儿的头面、颈项部。要轻缓而有节奏。抚触的过程中要托牢小儿的头部，以利于抚触的进行。

二、幼儿期的抚触按摩

（一）尊重幼儿的意见

随着小儿的长大，他（她）可能会到处跑，连安静地坐着都难，更别说躺下了。随着语言的发育，小儿会很明确地告诉大人“再来、不要、喜欢这样抚触”或者“今天不抚触”等，这时候可尊重小儿的意见，根据小儿的喜好来多抚触或暂停抚触按摩。但是，尊重小儿的意见不等于迁就小儿，对于这些合情合理的要求，大人应给予充分的满足，而对于孩子故意试探性的要求或不合理的要求，就不能一味迁就，而应既温和又坚定地说“不”，因为幼儿时期孩子并不能明确地知道自己想要什么，这就需要大人的指导。

（二）重在表达爱的信息

在幼儿时期，抚触按摩往往不能顺利进行。这时候暂停一段时间也可以，在小儿 3 岁以后明白事理了可以很好地听从父母话的时候，再重新进行全套的抚触按摩。在不按摩的时候，可以采用其他方式与小儿进行交流，如搂抱、游戏和眼神的交流等。在日常生活中，多陪小儿玩耍，多对孩子微笑，同他（她）说话时，可轻轻触摸他（她）的手脚；上床睡觉时，除了抱一抱、吻一吻外，还可以抚摩孩子的腹部或背部等。所有的这些做法都会向孩子传达一个爱的信息：父母很爱我，知道我的感受，喜欢与我在一起。这有助于保持孩子对父母的依恋，有助于孩子自信心的培养。

(三)鼓励幼儿模仿抚触

幼儿往往喜欢模仿大人做事。无论是做饭、洗衣、开车、护士阿姨的打针动作等，都是他(她)喜欢模仿的。这也是孩子了解认识世界的途径之一。同样，孩子也可能喜欢模仿大人对他(她)所做的抚触按摩。如果孩子喜欢，就应该鼓励孩子模仿并反过来为大人进行“抚触按摩”。有时孩子可能会模仿给布娃娃喂饭、打针，一样去给布娃娃抚触。这都是幼儿很童真的表现，实际上在这个过程中，爱心已经在幼儿心中扎了根。

三、治疗性质的抚触按摩

小儿在日常生活中，可能会出现很多问题，如腹胀不消化、腹痛、便秘、烦躁哭闹等，除可以针对用药外，还可以运用一些简单的抚触按摩的方法来帮助小儿缓解病情，尤其是一些较急的或用药不理想的情况，属于自然疗法的抚触按摩可能会是很好的选择。以下介绍一些治疗性质的抚触按摩方法，如循经络抚触按摩法、皮部抚触按摩法、健脾益胃按摩法、消食化积按摩法、润肠通便按摩法等。以下分别进行介绍。

(一)健脾益胃按摩法

小儿脾胃娇弱，一旦外感或内伤都容易伤及脾胃功能，出现食欲缺乏、泄泻、消瘦等症状。治疗应当健脾益胃(图 85)。具体抚触按摩方法如下。

1. 摩中脘 小儿仰卧位或坐位，用掌根部或食指、中指并拢按揉中脘穴。

2. 补脾经 由指尖向指根方向推摩小儿拇指外侧缘(脾经)。

3. 揉足三里 用拇指按揉足三里穴。

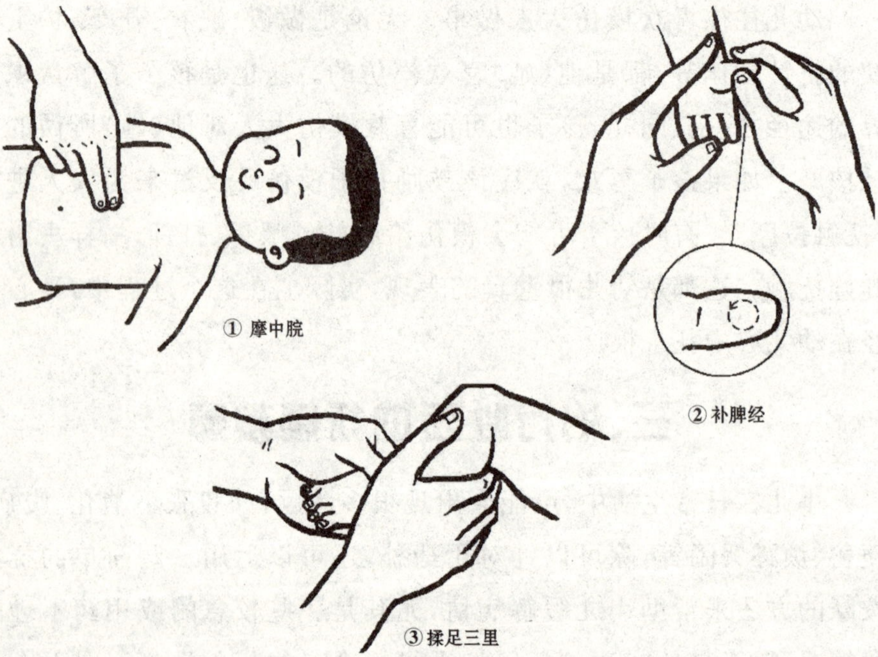

图 85 健脾益胃按摩法

(二)消食化积按摩法

小儿饮食不节而脾胃功能又较弱,往往会使消化系统负荷太重,造成食物积滞不消化,带来腹胀、食欲缺乏,甚至疳积的病症。出现这种情况,应及时采用消食化积的治疗方法(图 86)。可用以下抚触按摩法。

1. 推摩四横纹 一手握住小儿的手并使其摊开手掌,另一只手食指、中指并拢从小儿食指横纹处推向小指横纹处,动作可和缓而稍有力,如此反复推 20 遍,再换小儿另一只手同法推摩。

2. 摩中脘　小儿仰卧位或坐位，用掌根部或食指、中指并拢按揉中脘穴。

3. 揉足三里　用拇指按揉小儿足三里穴。

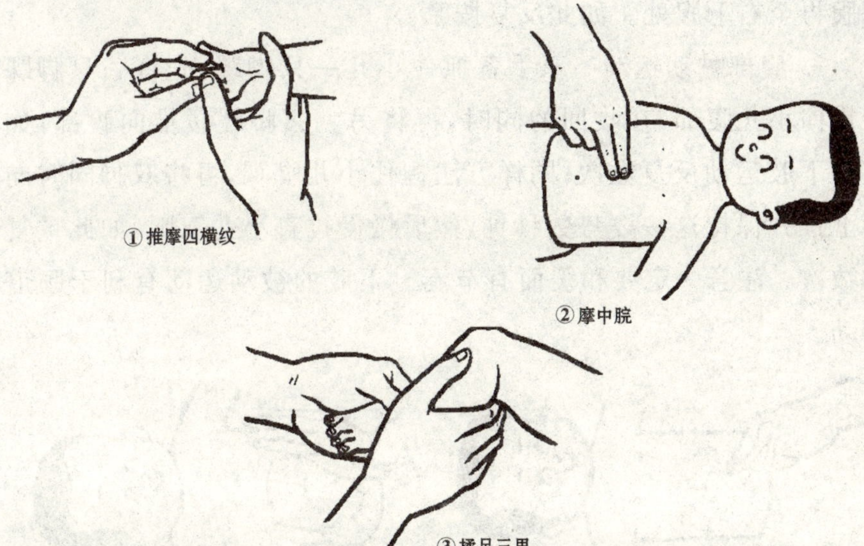

①推摩四横纹

②摩中脘

③揉足三里

图 86　消食化积按摩法

（三）润肠通便按摩法

小儿由于饮食偏嗜肥甘、内积化热或缺乏运动等都可以导致便秘的发生。小儿便秘除了在饮食上要相应调整，如多食用蔬菜水果及增加运动等外，还可以用以下方法按摩，既能治疗便秘，又能有效预防便秘的发生（图 87）。

1. 脐周回旋点揉　小儿仰卧位，将食指、中指分别拢置于小儿脐旁天枢穴，轻用力按揉半分钟，松开手指后，沿顺时针方向移动一下手指继续按揉，就这样不断取点按揉，并以螺旋形向腹部扩大。顺时针方向有利于肠道内容物向前移动。

2. 脐周回旋掌摩　将手掌跟部置于小儿右下腹处，沿顺时针方向进行腹部较大范围的回旋按摩，依次经过小儿右胁下、左胁下、左下腹再至右下腹处。如此反复按摩。

3. 腹部被动运动　双手各抓住小儿一只脚踝，先将一只脚踝缓缓推向小儿腹部，在收回的同时，再将另一只脚缓缓推向腹部，如此交替下肢运动反复数次；同样方法握住小儿脚踝，再将双脚同时向腹部上推并保持这一姿势数秒钟，然后慢慢拉直小儿双腿，如此重复动作数次。注意一定要和缓而有节奏。下肢的被动运动有利于肠道的蠕动。

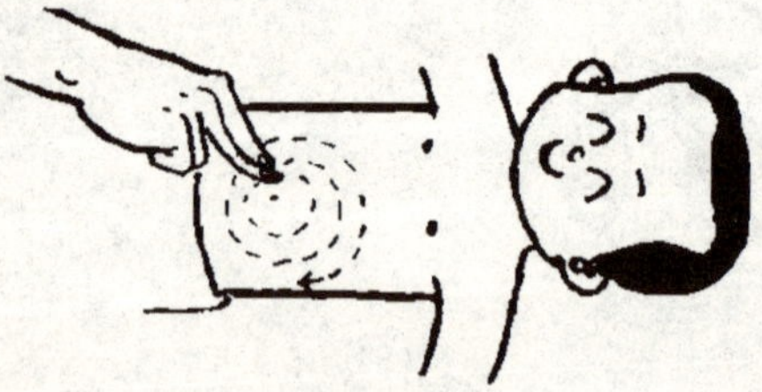

① 脐周回旋点揉

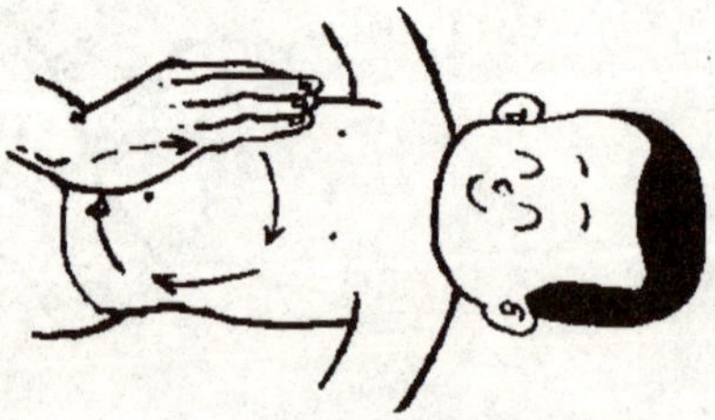

② 脐周回旋掌摩

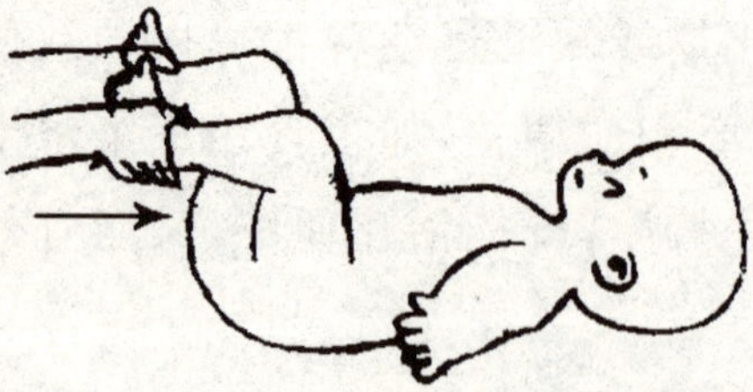

③ 腹部被动运动之一

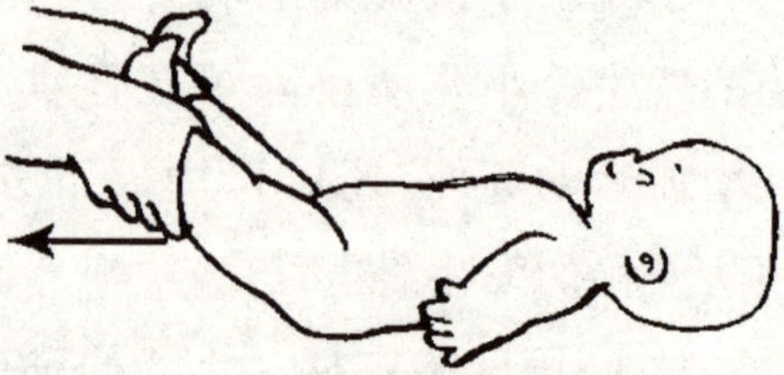

④ 腹部被动运动之二

图 87　润肠通便按摩法

（四）降气止呕按摩法

小儿出现呃逆、呕吐等胃气上逆的病症时，可采用如下按摩方法进行缓解治疗（图 88）。

1. 开璇玑法　小儿半仰卧位，自胸部璇玑穴开始向下直推，至剑突、脐中。在脐周做揉、摩，然后继续推至小腹。这是传统小儿按摩中复式按摩手法的一种，能够调畅气机、降逆止呕。

2. 拍摩后背　竖直抱住小儿，使其趴在大人肩头，由上而下轻拍小儿背部，如此数遍后，再用整个手掌由上而下用力抚摩小儿后背。

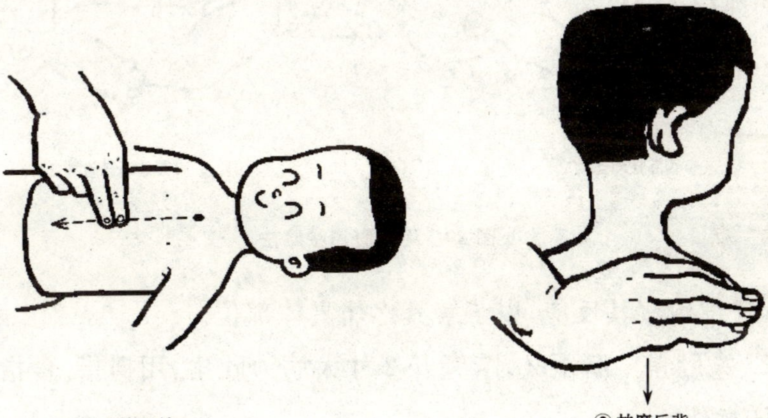

① 开璇玑法　　② 拍摩后背

图 88　降气止呕按摩法

（五）缓解腹痛按摩法

小儿常常由于饮食生冷或腹胀不消化而出现腹痛病症，一旦出现腹痛，小儿啼哭不止，可采用如下方法缓解疼痛（图 89）。

1. 疼痛局部抚触按摩　将小儿抱在怀中，或放在膝盖上，使其全身蜷起，这样有利于放松腹肌，然后轻轻抚触按摩腹部，同小儿说话

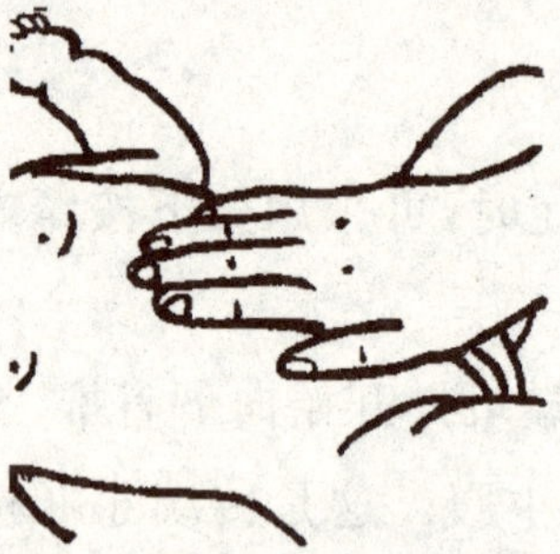

① 疼痛局部抚触按摩

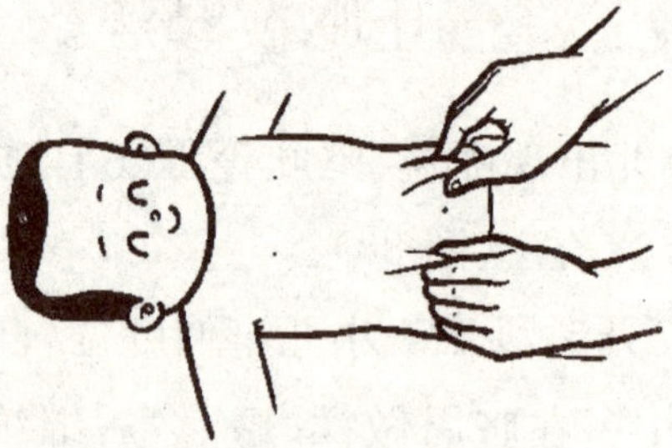

② 拿肚角

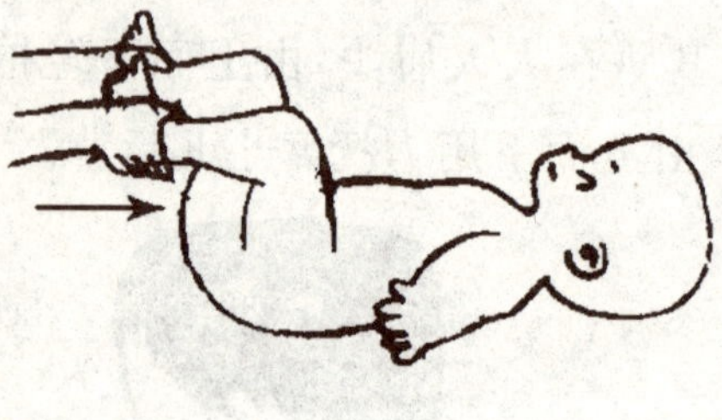

③ 腹部被动运动之一

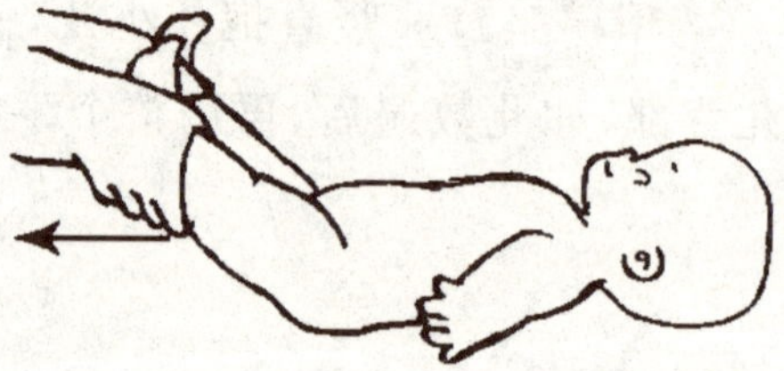

④ 腹部被动运动之二

图 89　缓解腹痛按摩法

交流，仔细观察其反应，以了解其疼痛具体部位。

2. 拿肚角　脐下 2 寸，旁开 2 寸大筋为肚角，用拇指、食指、中指做拿法操作。

3. 腹部被动运动　小儿仰卧位，进行腹部被动运动，通过被动运动，能够使气滞得散，疼痛得缓。

（六）补中益气按摩法

小儿气虚，往往表现出气短乏力、容易出汗、精神萎靡、食欲缺乏等症状，在日常抚触按摩中，可采用如下方法为小儿进行按摩，能够补中益气，恢复小儿健康活力（图 90）。

1. 摩脐　将掌根置于小儿肚脐上，保持掌根不动，牢牢吸附于脐上，轻柔和缓地顺时针方向按摩，直到掌下出现热感。

2. 摩丹田　将手指并拢，摩揉丹田，同样要出现热感。

3. 揉足三里　用拇指按揉小儿足三里。

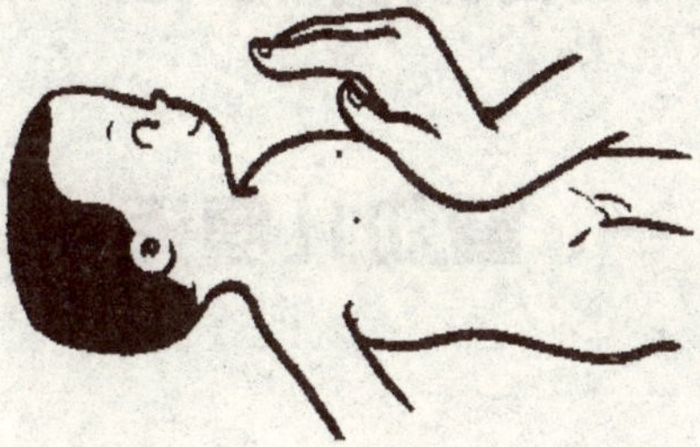

①摩脐

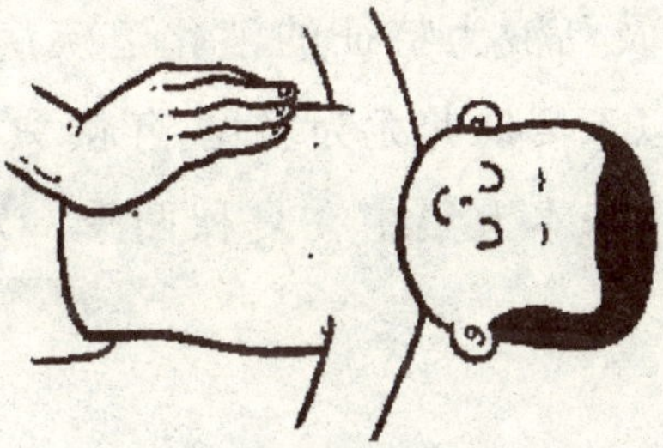

②摩丹田

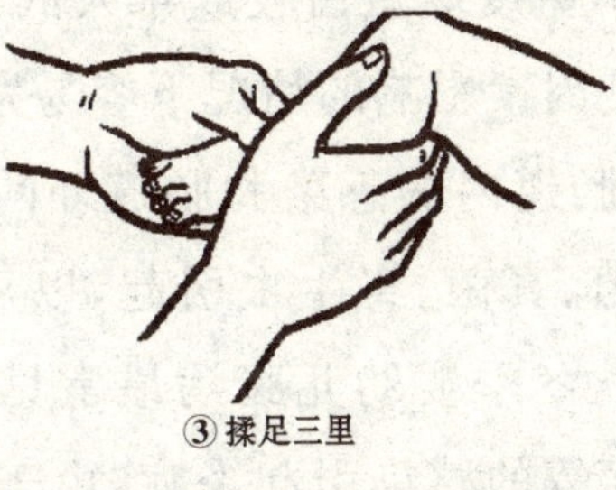

③揉足三里

图90　补中益气按摩法

第四章 小儿常见疾病的抚触按摩疗法

一、婴幼儿腹泻

(一)概述

婴幼儿腹泻即消化不良,是以大便次数增多,粪便稀薄或呈水样,带有不消化乳食及黏液为特征的消化道疾病。本病是小儿最常见的疾病之一,2 岁以下婴幼儿尤为多见,年龄愈小,发病率愈高。本病的发病季节据统计基本上集中在夏秋两季。发病原因较为复杂,与多种因素有关。

1. 病因

(1)内在因素:婴幼儿胃肠道功能比较薄弱,胃酸和消化酶的分泌相对较少,加上血液中免疫球蛋白较成年人低,对感染的防御能力差,因此在受到外界不良因素影响的情况下容易发病。

(2)感染因素:分为肠道内的感染和肠道外的感染两种情况。肠道内感染可由病毒、细菌、真菌、寄生虫引起,以病毒引起最为多见,其中,轮状病毒是引起秋冬季婴幼儿腹泻最常见的病毒。肠道外感染,如上呼吸道、肺、肾盂等的感染引起炎症,由于发热及病原体毒素的影响,使肠内消化酶分泌减少、肠蠕动增加,可引起腹泻。

(3)非感染因素:如饮食、气候等因素都可引起腹泻。人工喂养的小儿常由于喂养不定时，不定量，过早地喂食大量淀粉或脂肪类食物，或突然改变食物品种等较易引起腹泻。气候改变，如过冷使肠蠕动增加，过热使胃酸和消化酶分泌减少，也易诱发腹泻。

2. 临床表现　临床上根据腹泻病程变化可分为急性（病程连续在 2 周以内）、迁延性（病程连续在 2 周至 2 月者）、慢性（病程连续在 2 个月以上者）。急性腹泻按病情的轻重可分为轻型（单纯性消化不良）和重型（中毒性消化不良）。轻型一般无全身症状，精神尚好；重型者临床症状较重，并伴有显著的全身症状，可由轻型未及时治疗或治疗不当迁延而来，亦可因感染而急性发病，腹泻一般每天 10 次以上，便中含大量水分，患儿食欲低下，并常并发呕吐、发热等，体重很快下降，若不及时治疗，可引起严重脱水、代谢性酸中毒、低钾血症而危及生命。

（二）中医学认识

《黄帝内经》中对泄泻有详细的论述。记载有“飧泄、濡泄、洞泄、滑泄”等多种名称。并提出感受风寒湿等外邪和饮食不节、起居失常等因素均可导致泄泻，而清浊不分、阴阳失调，是其基本的病理变化。隋代巢元方的《诸病源候论》中对小儿腹泻的病因、病理、诊断、症状、转归和预后等，都作了较详细的论述。清代陈复正的《幼幼集成》指出：“泄泻有五，寒、热、虚、实、食积也”，并提出了较为明确的辨证和治疗原则。综观历代医家的论述，中医学对于本病有如下认识。

1. 病位　本病病在脾胃。中医学基本理论认为，脾为后天之本，是气血生化之源，能运化水谷，输布水谷精微至全身，从而满足人体各部分的需要。脾胃失调，则水谷运化失常，可发生泄泻病症。如《景岳全书》所说，“泄泻之本，无不由于脾胃”。

2. 病因病机

(1)感受外邪:所谓外邪,即风、寒、暑、湿、燥、火等外环境中的致病因素。腹泻的发生与环境气候有密切关系。在外邪中,湿邪最易伤脾。脾喜燥而恶湿,湿邪困阻,脾失健运,从而发生泄泻。

(2)内伤乳食:由于喂养不当,饥饱无度,或恣食生冷油腻,突然改变食物性质,或饮食不洁等,导致脾胃受损,运化失职,不能腐熟水谷而致腹泻。

(3)脾胃虚弱:脏腑娇嫩,形气未充是小儿的生理特点之一,小儿脾常不足,而生长发育迅速,脾胃负担相对较重,一旦遇到外来因素的干扰就会导致脾胃受损,影响运化功能,而发腹泻。

3. 辨证分型

(1)寒湿泄泻:本证主要为感受寒湿之邪,寒象与湿象较明显,表现为大便溏薄多沫,色淡不臭,患儿腹痛肠鸣,面色淡白,精神萎靡,食欲缺乏,口不渴,小便清长,舌淡苔白腻,脉濡,指纹呈青色。治疗应以温中、健脾、利湿为主。

(2)湿热泄泻:本证热象较为显著,表现为腹痛即泄,急迫暴注,大便黄褐热臭,患儿烦躁口渴,身有微热,小便短赤,舌红苔黄腻,脉滑数,指纹呈紫红色。治疗应以泻热利湿为主。

(3)伤食泄泻:近期有伤食史,表现为大便量多,酸臭腐败味如臭鸡蛋,含有未消化的食物残渣,患儿脘腹胀满,泻前哭闹不安,泻后痛减而稍安静,矢气,常伴恶心呕吐,口嗳酸气,食欲缺乏,舌苔厚腻,脉滑。指纹见青色。治疗应以消食导滞为主。

(4)脾虚泄泻:本证脾虚之象明显,表现为大便稀薄,夹有乳块或残渣,或每于食后即泄,常日久不愈,患儿面色皖白,神疲乏力,舌体胖大,舌苔薄腻,脉沉无力,指纹浅淡无华。治疗应以健脾为主。

(5)脾肾阳虚泄泻：本证常为泄泻日久导致脾肾阳虚，表现为大便水样，次数频多，时作时止，日泻 10 次以上，患儿精神萎靡，四肢厥冷，舌淡苔薄白，脉弱，指纹淡白。治疗应以补肾为主。

(三)抚触按摩疗法

1. 主要手法

(1)逆时针摩腹 5 分钟(图 91)。

(2)自下向上推七节骨 300 次。

(3)按揉脾俞、胃俞、大肠俞各 1 分钟。

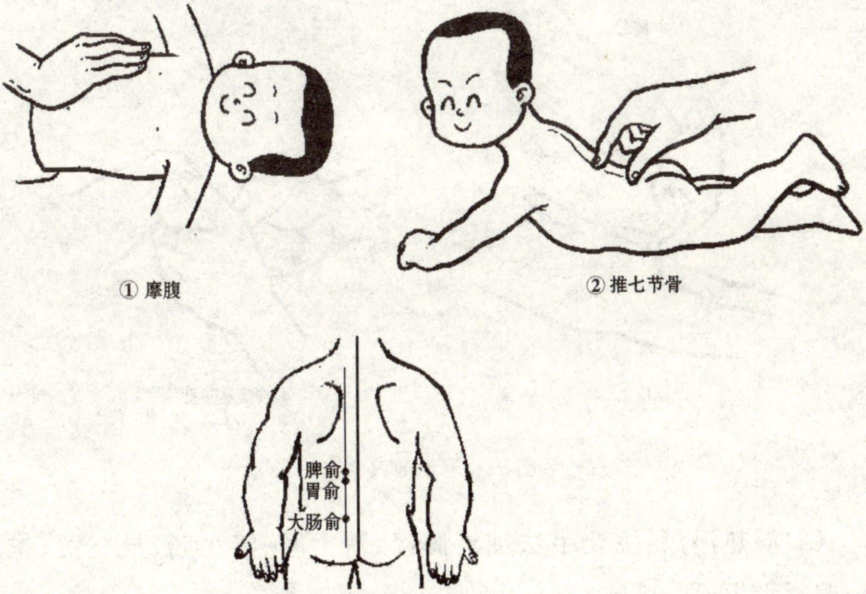

① 摩腹　② 推七节骨

③ 按脾俞、胃俞、大肠俞

图 91　婴儿腹泻按摩

2. 随症加减

(1)寒湿泄泻：主要手法加补脾经、推三关、揉龟尾、按揉足三里

（图 92）。

①补脾经 200 次，推三关 100 次。

②揉龟尾 300 次。

③按揉足三里 3 分钟。

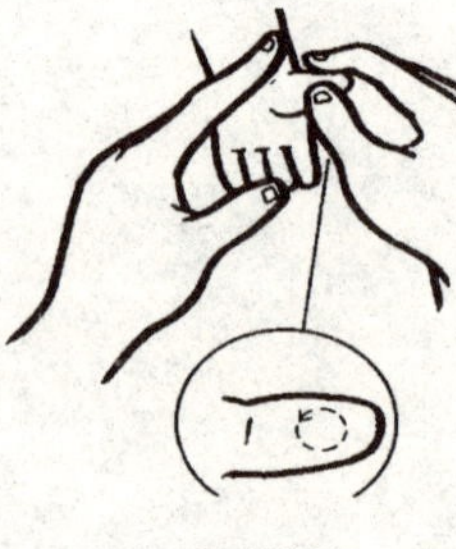

①补脾经

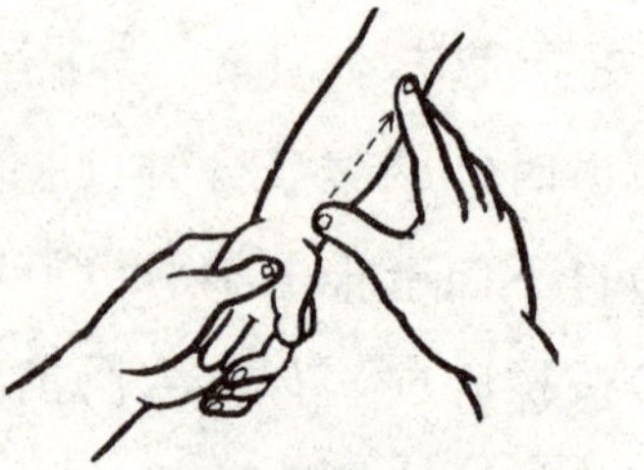

②推三关

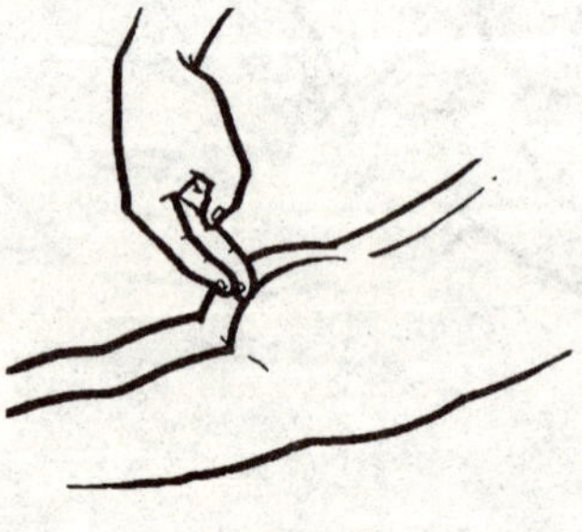

③揉龟尾

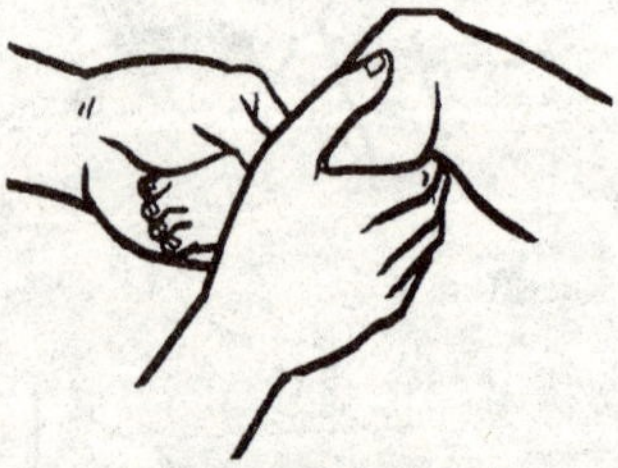

④按揉足三里

图 92　寒湿泄泻按摩

（2）湿热泄泻：主要手法加清脾经、清大肠、清小肠、推三关、推六腑、按揉天枢（图 93）。

①清脾经、清大肠各 200 次，清小肠 100 次。

②推三关 100 次，推六腑 200 次。

③按揉天枢 2 分钟。

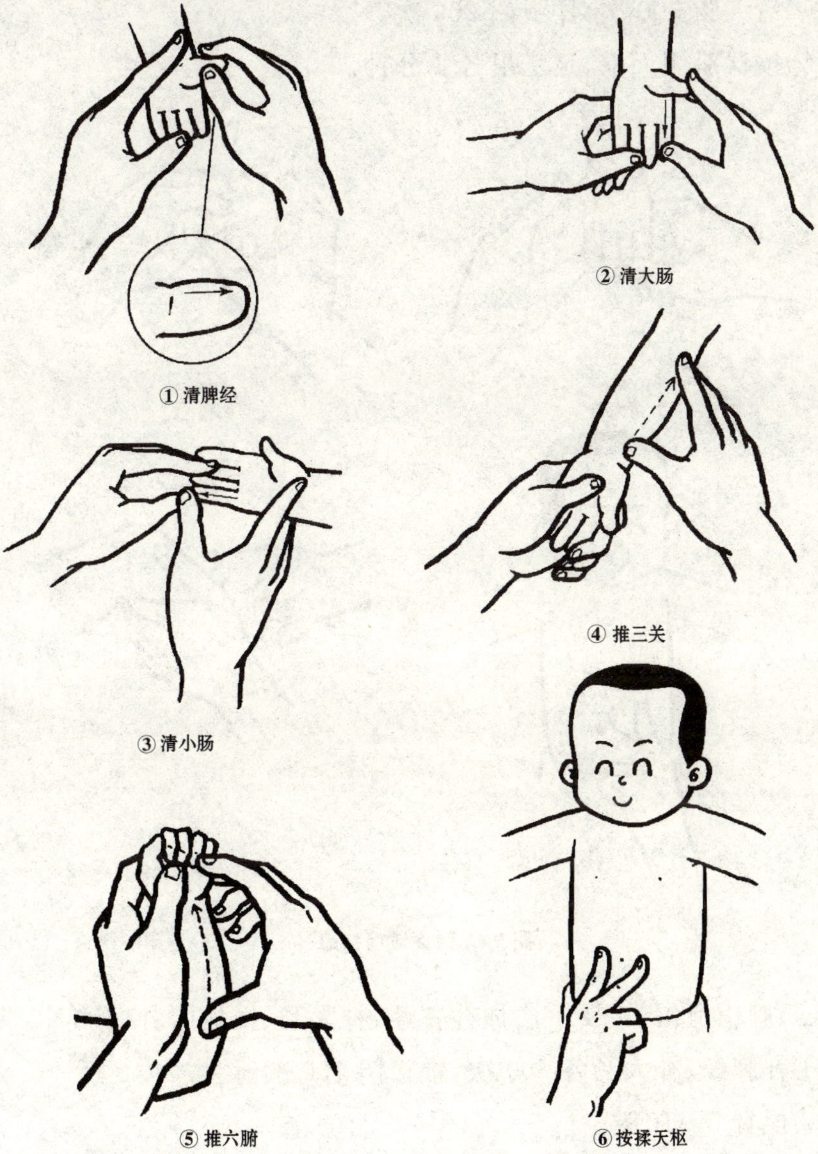

①清脾经　②清大肠　③清小肠　④推三关　⑤推六腑　⑥按揉天枢

图 93　湿热泄泻按摩

(3)伤食泄泻：主要手法加清大肠、揉板门、按揉双侧天枢、足三里(图 94)。

①清大肠 300 次、揉板门 200 次。

②按揉双侧天枢、足三里各 1 分钟。

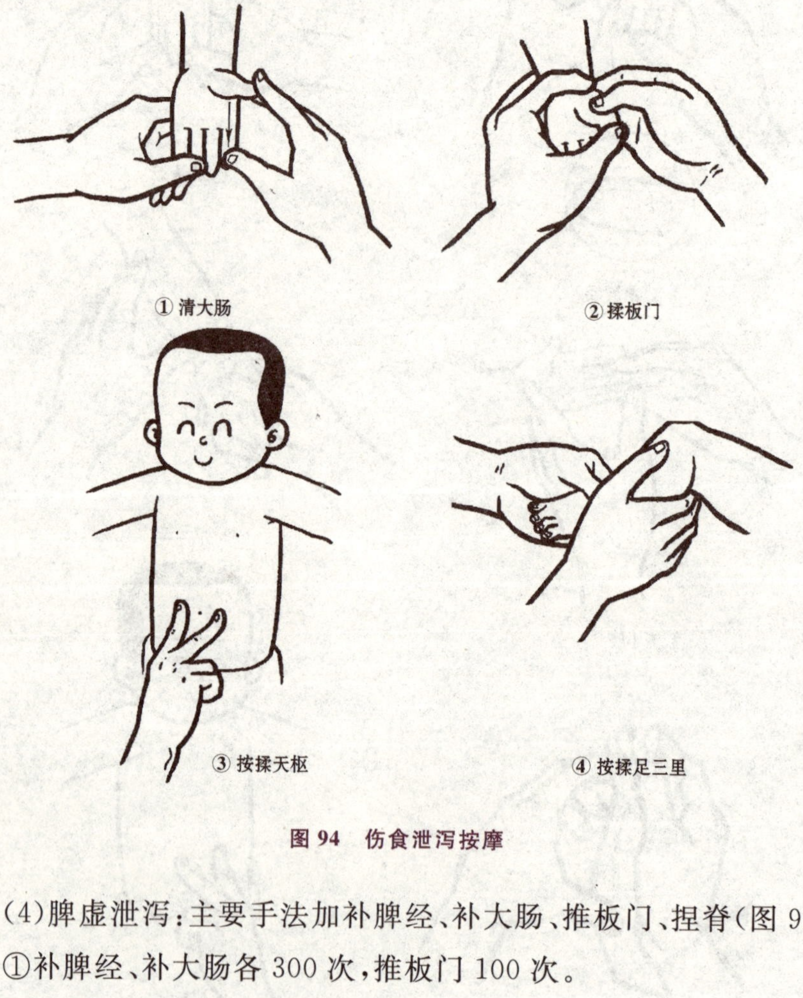

图 94　伤食泄泻按摩

(4)脾虚泄泻：主要手法加补脾经、补大肠、推板门、捏脊(图 95)。

①补脾经、补大肠各 300 次，推板门 100 次。

②捏脊 5～10 遍。

(5)脾肾阳虚泄泻：主要手法加推补肾经、按揉肾俞、足三里(图 96)。

①推补肾经 300 次。

②按揉肾俞、足三里各 2 分钟。

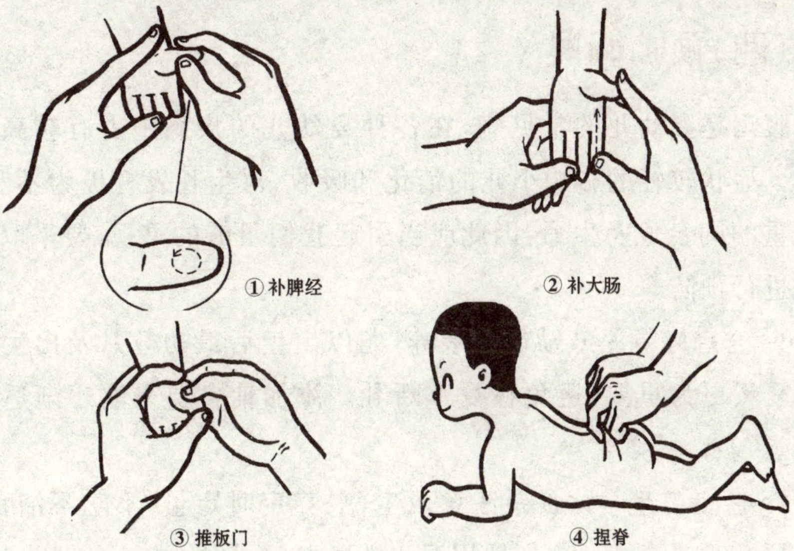

图 95　脾虚泄泻按摩

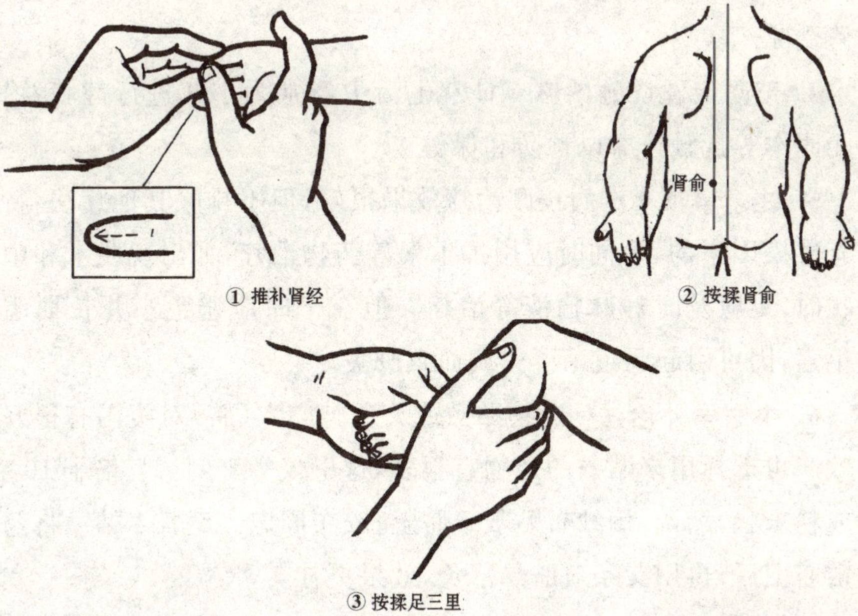

图 96　脾肾阳虚泄泻按摩

(四)预防调摄

腹泻是婴幼儿的常见病,在各种婴幼儿的疾病中占有较高的发病率。症状较轻的影响小儿的消化和吸收,对生长发育极为不利,症状较重的则会危及生命,因此应当引起我们足够的重视,要采取积极措施进行预防。

1. 合理喂养 鼓励母乳喂养,尤以出生后最初数月及出生后第一个夏天更为重要,避免在夏季断乳。添加辅食要采取逐渐适应的方式。

2. 注意卫生 饮食要注意卫生,喂养定时定量,不吃不洁食物,食具要及时消毒。每次便后用温水洗净肛门,勤换尿布。

3. 防寒保暖 注意气候变化,随时加衣,尤其要注意保护腹部,勿使受凉。

4. 预防保健抚触按摩 日常生活中经常为小儿进行健脾益胃、培元固本等抚触按摩以预防和保健。

5. 注意事项 本病按摩治疗效果很好,但不排除其他疗法,特别是有感染因素的,可同时应用抗生素等药物治疗,如出现脱水和中毒症状时,更应及时静脉输液等治疗。但在平时应避免小儿长期滥用抗生素,因可引起肠道菌群失调而致肠炎。

6. 中医学外治法 药物贴敷或艾灸神阙穴(脐)对腹泻有很好的疗效。可选择用来贴敷的药物有很多,这里仅举1例。五倍子10克,研成粉末状,醋调,用纱布贴敷于脐上,胶布固定。每日1帖。将药物贴敷脐上后,再用艾条对脐局部灸,效果更佳。

7. 食疗

(1)山药扁豆粥:山药、白扁豆各适量,与大米同煮成粥。山药扁豆粥对脾虚泄泻有很好的效果。

(2)莱菔子米粥:莱菔子10克,炒焦研末,与大米同煮成粥。对伤食泄泻效果佳。

(3)山药莲子粥:山药、莲子各适量,与大米同煮成粥。食用时可加适量白糖。

(4)茯苓饮:茯苓15克,研末冲服,每日1次。对脾虚湿盛的泄泻有效。

二、便 秘

(一)概述

便秘是指大便秘结不通,排便困难而言。小儿正常排便为每日1～2次,也有个体差异,如有的小儿2～3日排便1次,只要大便性质正常,就不属于便秘。若与自身相比排便间隔时间延长,或大便干燥,排便时困难费力,则称为便秘。主要是由于大肠蠕动功能失常,粪便在肠道停留过久,水分被吸收,而至粪质干燥,坚硬所致。

1. 病因

(1)小儿生活习惯无规律和缺乏养成按时排便的习惯,以致排便时难于形成条件反射。

(2)饮食不节,病久造成营养不良。

(3)常用泻剂产生腹肌瘦弱松弛而便秘。

(4)奶液中糖量不足。

(5)食物中含有大量蛋白质而缺少碳水化合物,则肠内分解蛋白质的细菌比发酵细菌多,大便呈碱性,造成大便干燥而排便次数少。

2. 临床表现 临床上便秘常见症状除大便难解外,还可见小儿脘腹不适，胸部憋闷，饮食不香，甚至脾气暴躁，哭闹不宁等。

(二)中医学认识

1. 病位 本病病位在大肠。中医学认为本病多由大肠积热，或气滞、或寒凝、或阴阳气血亏虚、或津液失润等各种原因引起大肠的传导功能失常，而导致便秘。

2. 病因病机

(1)饮食不节，过食肥甘厚味，以致肠胃积热，气滞不行，或于热病后耗伤津液，导致肠道燥热，津液失于输布而不能下润，造成大便秘结，难于排出。

(2)先天不足，身体虚弱，或病后体虚，气血亏损。气虚则大肠传送无力，血虚则津少不能滋润大肠，以致大便排出困难。

3. 辨证分型

(1)实秘：本证便秘为实证。主要表现大便干结，腹部满痛，口干口臭，或嗳气频作，面红身热，小便黄少，舌红，苔黄，指纹色紫。治疗要用泻法，以顺气行滞、清热通便为原则。

(2)虚秘：本证便秘为虚证。表现为大便不硬，但便秘不畅，伴有神疲乏力，面色皖白，唇淡，舌质淡，苔薄白。治疗以补法为主，益气养血、滋阴润燥。

(三)抚触按摩疗法

1. 按摩方法一

(1)主要手法

①患儿仰卧，用掌根顺时针摩中脘 5 分钟，然后点揉双侧天枢 3 分钟(图 97)。

②患儿俯卧，自上向下推七节骨 400 次，点揉脾俞、胃俞、大肠俞各 1 分钟。

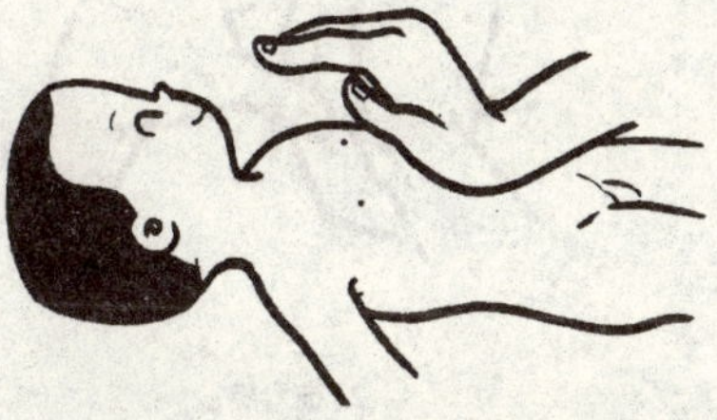

① 摩中脘

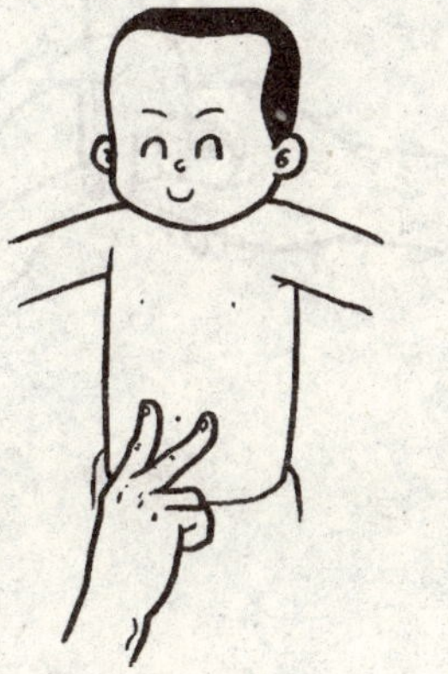

② 点揉天枢

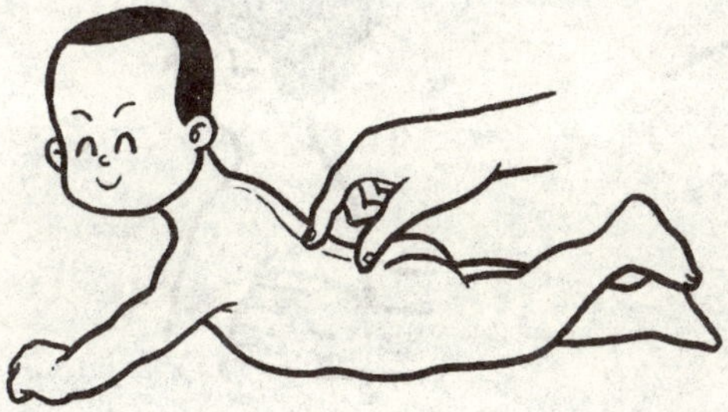

③ 推七节骨

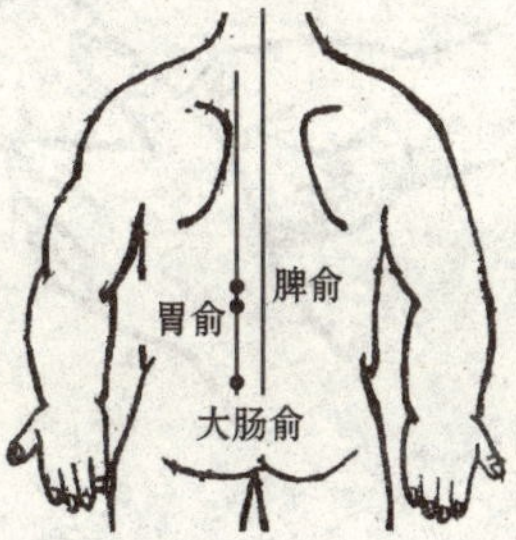

④ 点揉脾俞、胃俞、大肠俞

图 97　便秘按摩(1)

(2)随症加减

①实秘。常用手法加清大肠、推六腑、掐揉足三里、搓摩胁肋(图 98)。

- 清大肠、推六腑各 300 次。
- 掐揉足三里 2 分钟。
- 搓摩胁肋 5 分钟。

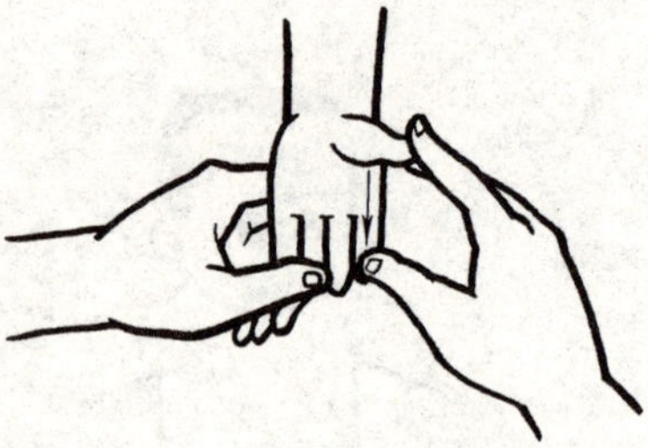

① 清大肠

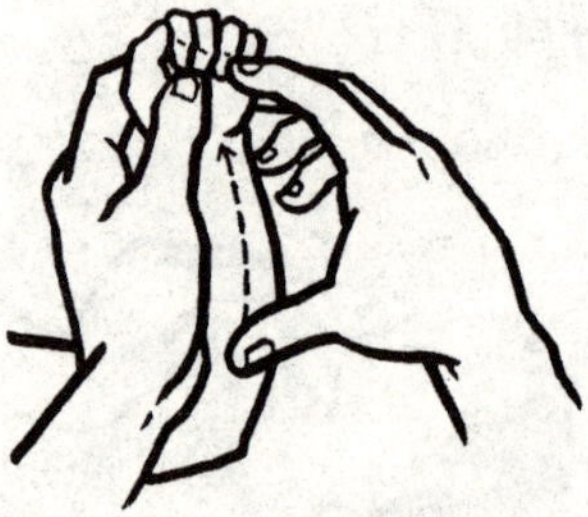

② 推六腑

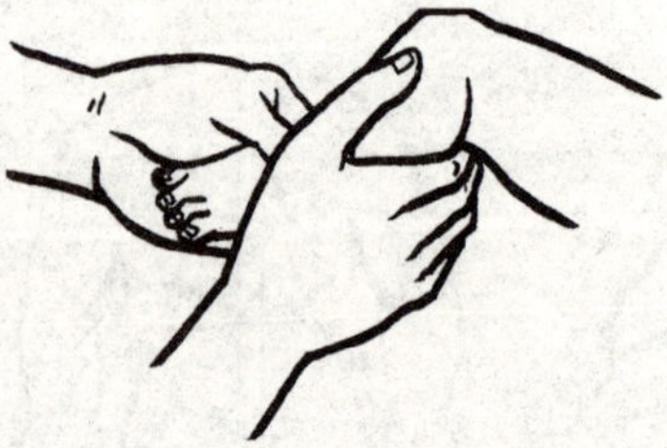

③ 掐揉足三里

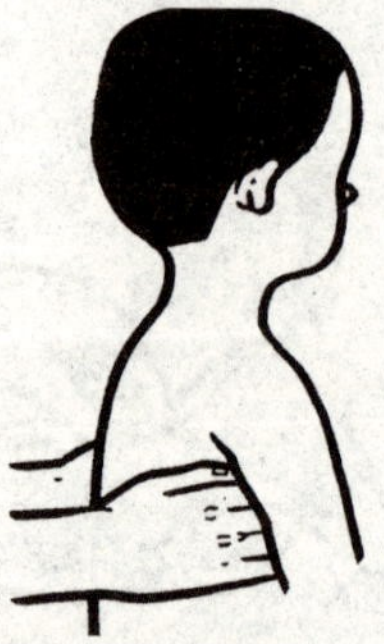

④ 搓摩胁肋

图 98　实秘按摩

②虚秘。常用手法加补脾经、补肾经、推三关、掐揉足三里、捏脊(图 99)。

- 补脾经、补肾经、推三关各 300 次。
- 掐揉足三里 3 分钟。
- 捏脊 5～10 遍。

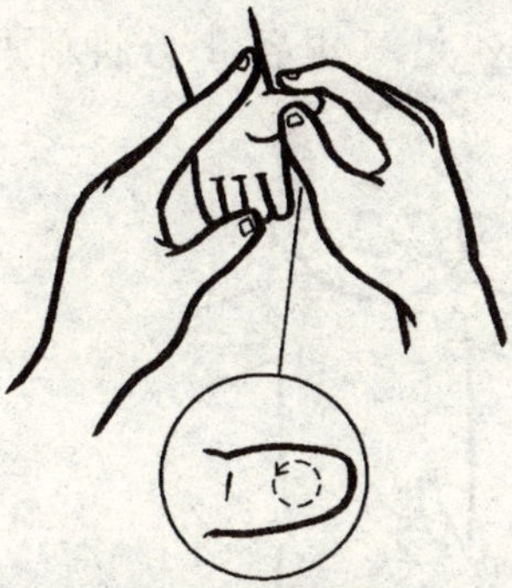

① 补脾经

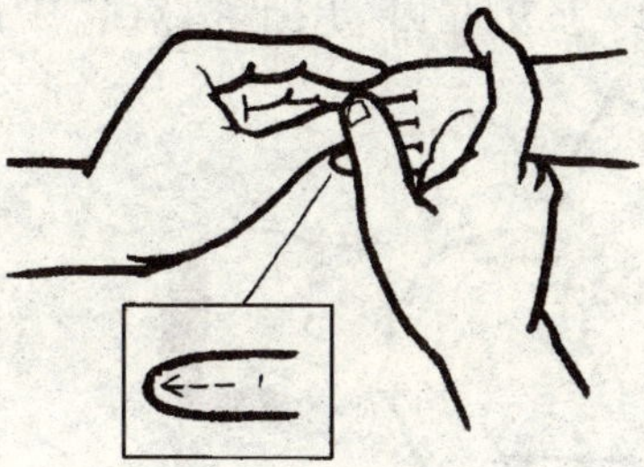

② 补肾经

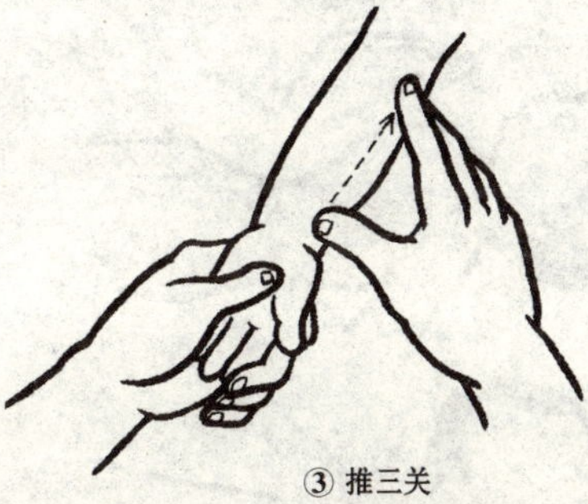

③ 推三关

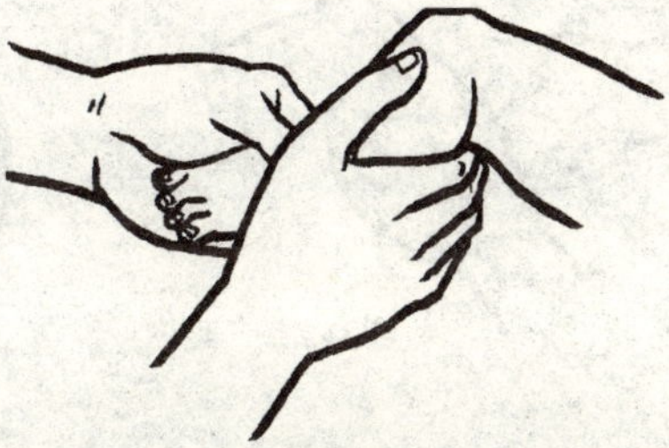

④ 掐揉足三里

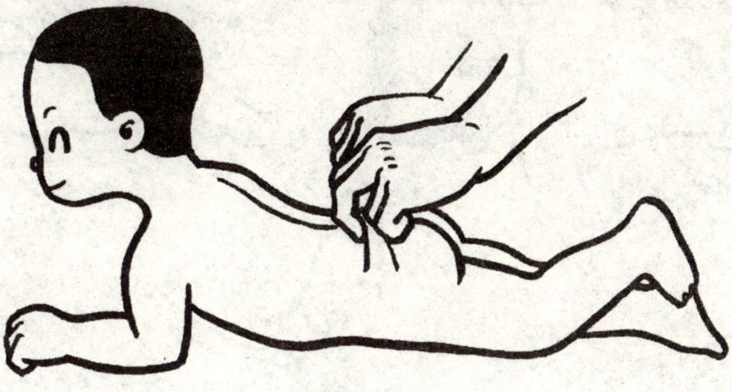

⑤捏脊

图 99　虚秘按摩

2. 按摩方法二

(1)患儿仰卧,用拇指点揉中脘、天枢、足三里各 1 分钟(图 100)。

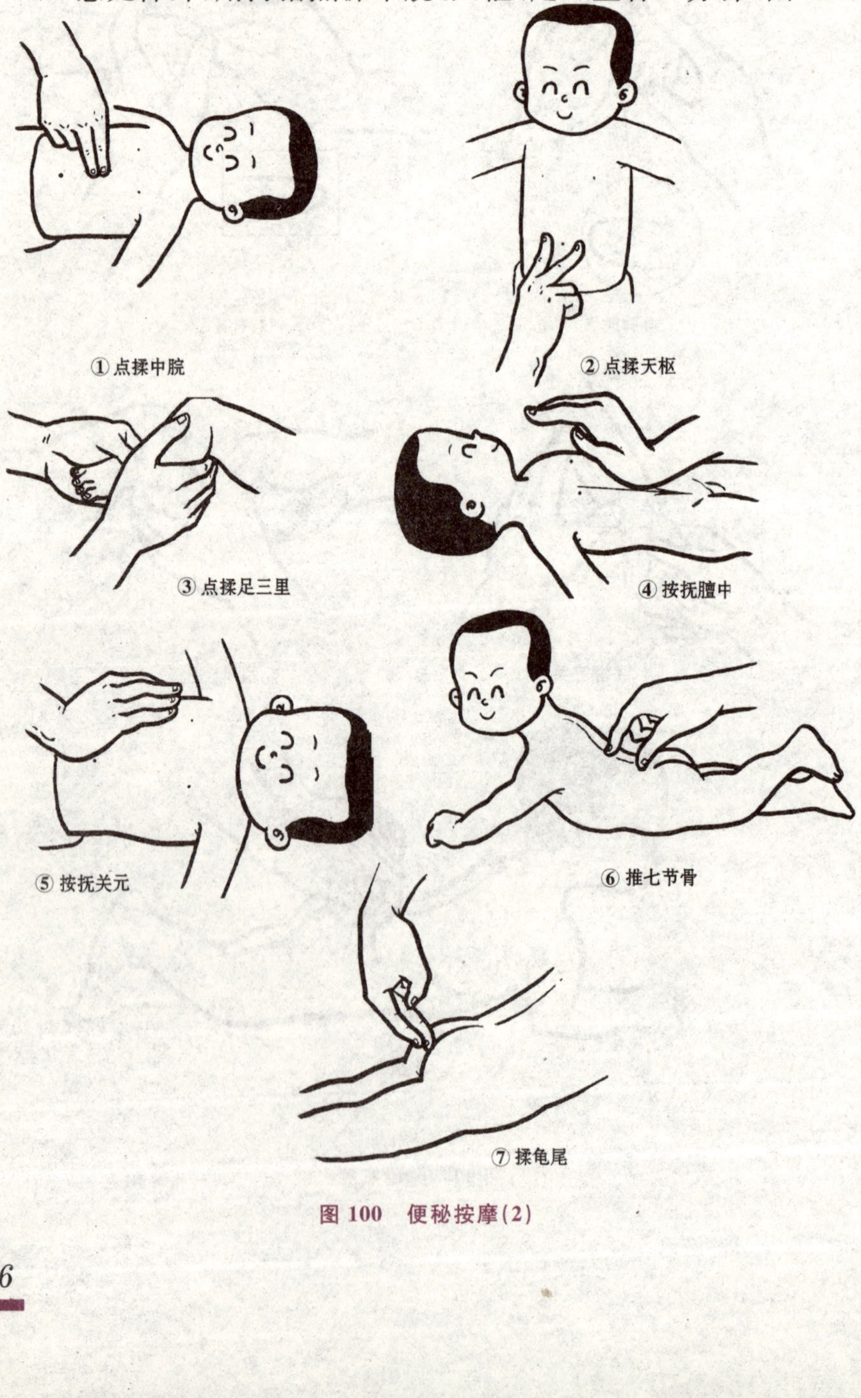

图 100　便秘按摩(2)

(2)患儿仰卧,用两手掌根着力,自膻中穴开始,往下按抚至脐下关元穴,反复操作10次。然后两手全掌着力交替进行,沿升、横、降结肠途径反复运摩5分钟。手法要轻快、柔和、深浅适度,横结肠压力宜重,降结肠压力宜轻。

(3)患儿俯卧,推下七节骨500次,揉龟尾1分钟。

(四)预防调摄

1. 培养良好的生活规律 从小家长就应注意培养,使小儿养成良好的生活作息规律,形成定时排便的好习惯。

2. 纠正不良的饮食习惯 有些小儿偏食,嗜好吃一些煎炸食品或高蛋白食品,却很少吃蔬菜,这类小儿最易便秘。家长应该及时纠正小儿不良的饮食习惯,使其多食粗粮、蔬菜,多喝水,因高纤维的食物能促进胃肠蠕动,有效预防便秘。

3. 各类药物的使用 如果小儿数日未排便,症状较紧急,按摩后不能立即排便,可先用开塞露,或用导泻液灌肠,或口服大黄、冲泡番泻叶等治疗,以缓解症状,再按摩治疗。但导泻的药物不宜长期使用,以免引起依赖性,加重便秘。

4. 预防性抚触按摩 经常为小儿进行润肠通便的抚触按摩,可有效预防便秘的发生。在便秘发生时,也可用此法进行按摩治疗。

5. 食疗 便秘一症从饮食来调理,也会有很好的效果。主要选取一些具有润肠通便或高纤维的食物来食用。以下几例可供参考。

(1)蜂蜜25毫升,晨起或睡前1次服。

(2)香油25毫升,晨起或睡前1次服。

(3)炒决明子10克,山楂(炒焦)10克,代茶饮。

(4)黑芝麻或白芝麻500克,洗净,晒干,炒熟,研为细末,和蜂蜜为丸，每丸 9 克，每次 1 丸，每日 3 次。

(5)鲜香菇 400 克，洗净，切成块，油锅烧热，葱花炝锅后下香菇翻炒，加食盐等各种调料，熟后盛出，当菜吃。

(6)鲜芹菜叶 300 克，洗净，入沸水焯，迅速捞出，浸入凉水，稍后捞出控干，切细，加麻酱汁、食盐、味精、蒜泥等调料凉拌，当菜吃。

三、腹　痛

(一)概述

腹痛是指胃脘部以下、耻骨以上部位发生的疼痛。在小儿疾病中非常多见。现代医学认为腹痛涉及的范围很广，许多内、外科疾病均可导致其发生，但多由腹部脏腑器官病变所致。功能性腹痛常因单纯的胃肠痉挛引起，如消化不良、肠蠕动紊乱、过敏性肠痉挛等；器质性病变则腹痛持续，且有固定性，有压痛、肌紧张、肿物或肠型，如阑尾炎、肠梗阻等。临床表现为在少腹、小腹、脐周发生不同程度的疼痛，疼痛性质可有冷痛、灼痛、隐痛、绞痛、满痛、胀痛、刺痛等，常伴形体消瘦，面色苍白，小儿哭闹不安等症。

(二)中医学认识

1. 病位　本病病位在肠胃。本病多由情志刺激、饮食不节、寒温失调、素体阳虚、虫积等因素致使肠胃气机不畅、脉络痹阻、经脉失养而引起腹痛。

2. 病因病机

(1)感受外邪：由于护理不当，或气候突然变化，小儿腹部为风寒冷气所侵。寒主收引，性凝不散，搏结肠间，以致气机阻滞，不通则痛。

(2)脾胃虚寒:小儿平素脾胃虚弱,或久病脾虚,致脾阳不振,运化失司,寒湿留滞,气血不足以温养而至腹痛。

(3)乳食积滞:由于乳食不节,积滞中焦,气机受阻,而致腹痛。

(4)虫积:由于感染蛔虫,扰动肠中,或窜行胆管,或虫多而扭结成团,阻滞气机而致气滞作痛。

3. 辨证分型

(1)实寒痛:本证是由于外感寒邪或饮食生冷引起,表现为腹痛较剧,啼叫不安,腹部喜温,得热则舒,面色苍白,四肢欠温,大便稀薄,小便清长,舌质淡,苔白。治疗要温中散寒,理气止痛。

(2)虚寒痛:本证多为小儿平素脾胃虚寒而致,表现为腹中时有疼痛或腹痛隐隐不止,腹部喜温喜按,四肢不温,大便溏薄,形体消瘦,舌质淡,苔白。治疗应以补法为主,温补脾肾,益气止痛。

(3)伤食痛:本证小儿有伤食病史,表现为脘腹胀满并疼痛,拒按,不思乳食,嗳腐吞酸,痛而欲泻,泻后痛减,舌苔厚腻。治疗要用泻法,消食导滞,和中止痛。

(4)虫积痛:本证小儿有虫积,疼痛特点为腹痛绕脐而作,时痛时止,嗜食但面黄肌瘦,睡眠不安或睡时咬牙,舌淡苔白,大便化验可见蛔虫卵。治疗要温中行气,安蛔止痛。

(三)抚触按摩疗法

1. 按摩方法一

(1)主要手法

①食指、中指点按中脘并按揉 1 分钟(图 101)。

②捏拿背部脾俞、胃俞处肌肉各 20 次。

③按揉足三里、内关各 1 分钟。

④顺、逆时针摩腹各 3 分钟。

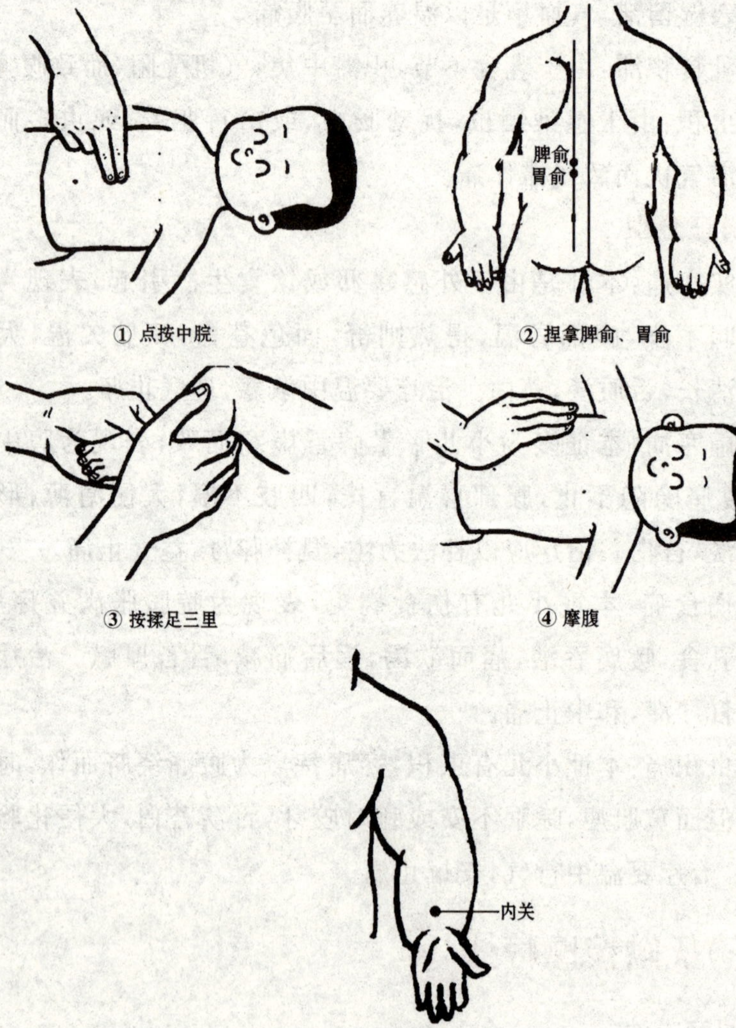

图 101 腹痛按摩(1)

(2)随症加减

①实寒痛。主要手法加揉一窝风、推三关、揉外劳宫、拿肚角(图 102)。

• 揉一窝风 50 次,推三关 200 次。

- 揉外劳宫 50 次。
- 拿肚角 5 次。

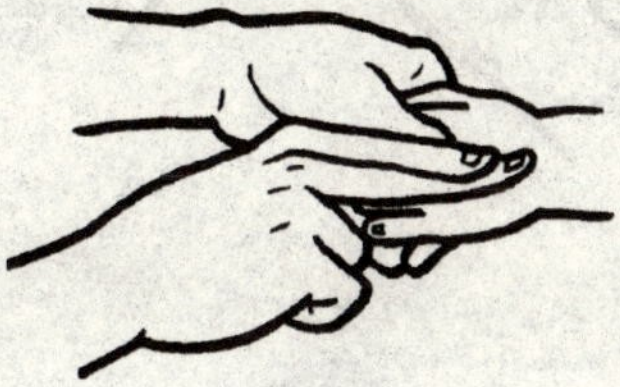

① 揉一窝风

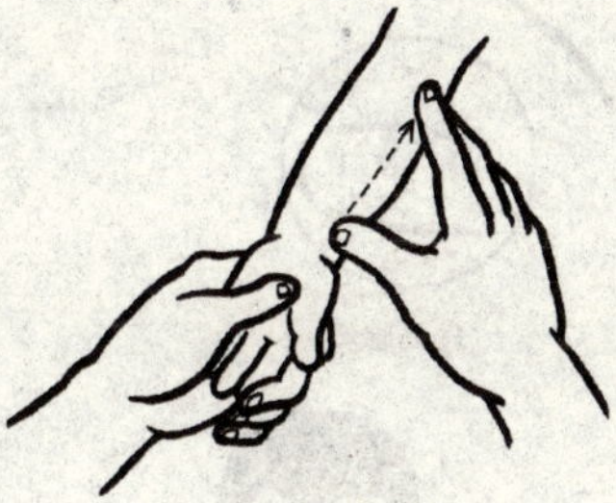

② 推三关

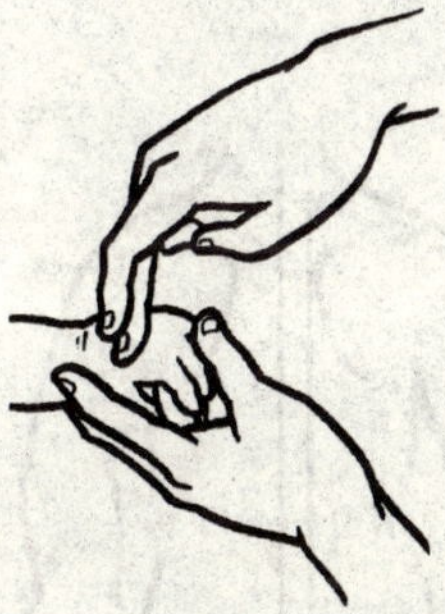

③ 揉外劳宫

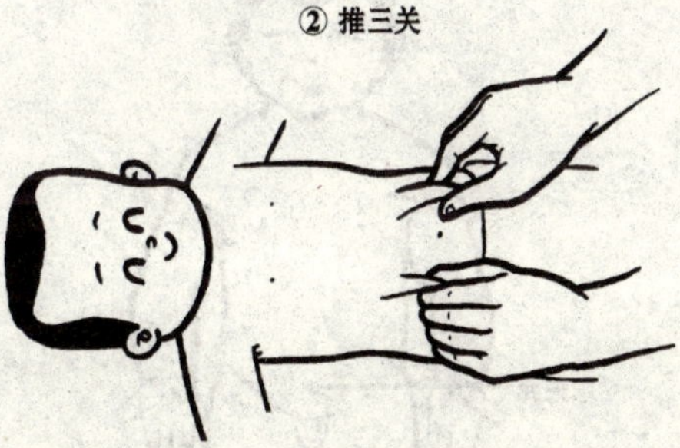

④ 拿肚角

图 102　实寒腹痛按摩

②虚寒痛。主要手法加补脾经、揉板门、按揉关元、肾俞、命门（图 103）。

- 补脾经 300 次，揉板门 50 次。
- 按揉关元、肾俞、命门各 1 分钟。

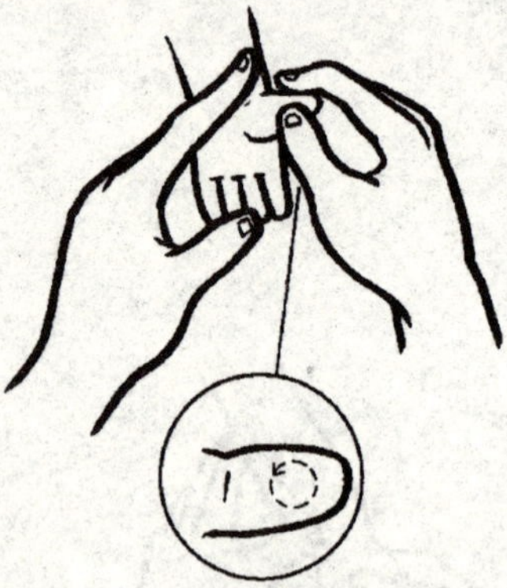

① 补脾经

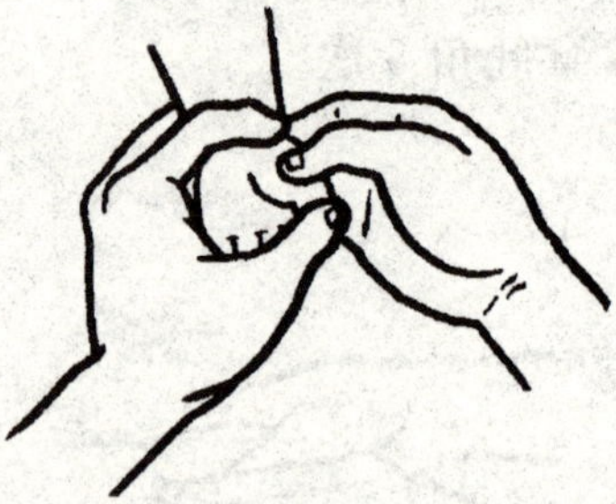

② 揉板门

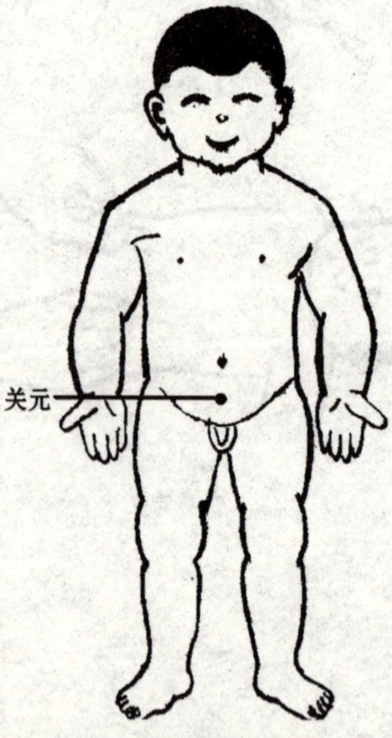

③ 按揉关元

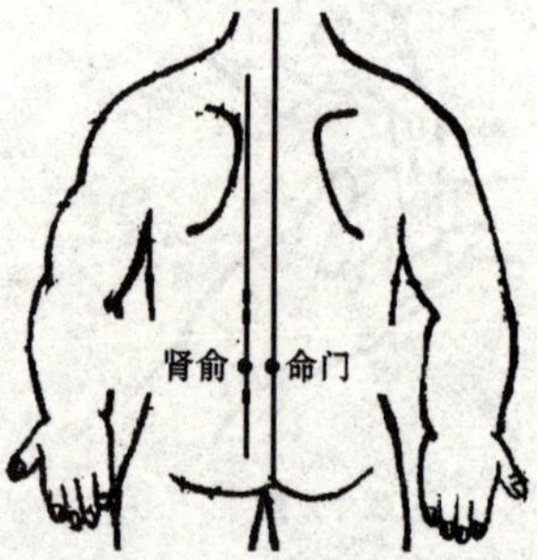

④ 按揉肾俞、命门

图 103 虚寒腹痛按摩

③伤食痛。主要手法加清大肠、推六腑、揉板门、揉天枢（图104）。

- 清大肠、推六腑各 100 次。
- 揉板门 50 次，揉天枢 30 次。

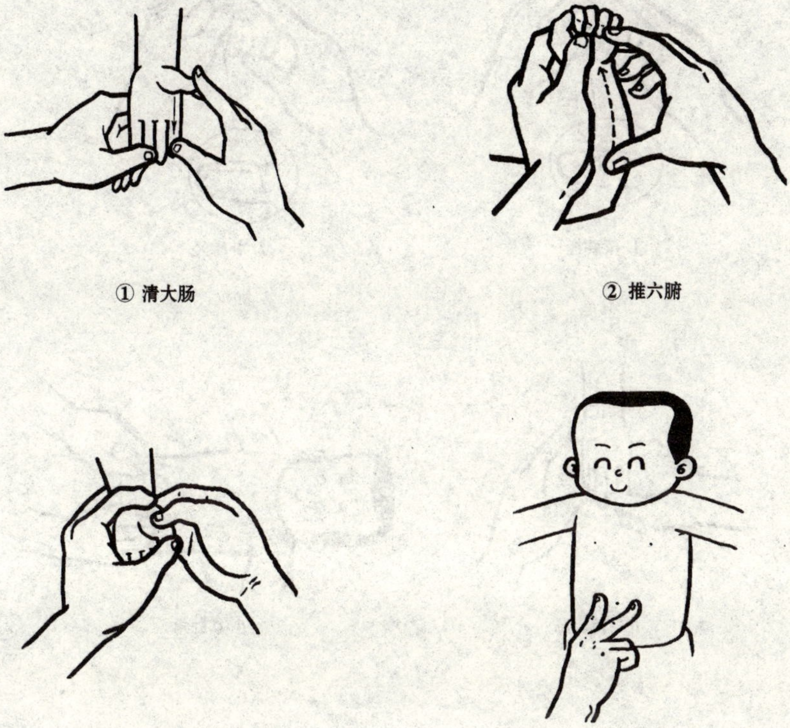

① 清大肠　② 推六腑

③ 揉板门　④ 揉天枢

图 104　伤食腹痛按摩

④虫积痛。主要手法加清补脾经、清大肠、拿肚角、揉一窝风(图105)。

- 清补脾经 100 次,补脾经 100 次,清大肠 200 次。
- 拿肚角 5 次。
- 揉一窝风 50 次。

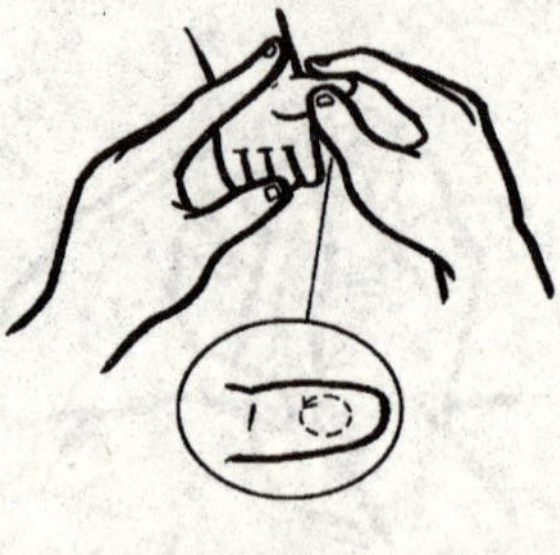

① 清脾经

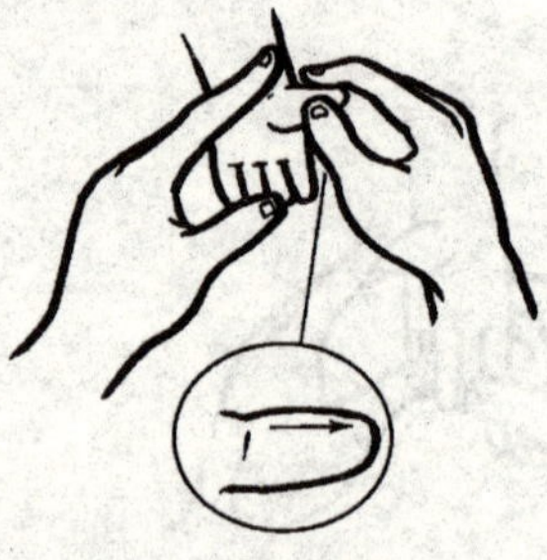

② 补脾经

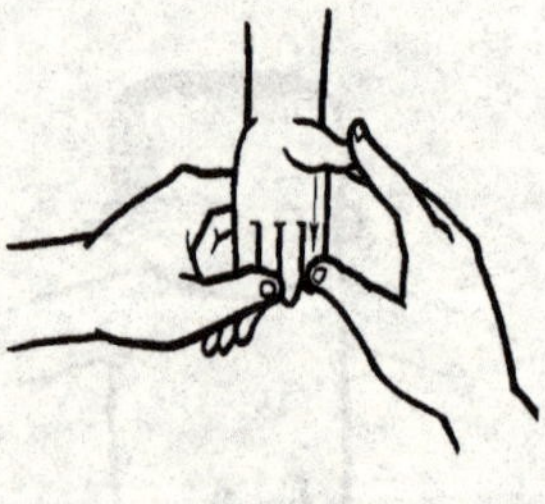

③ 清大肠

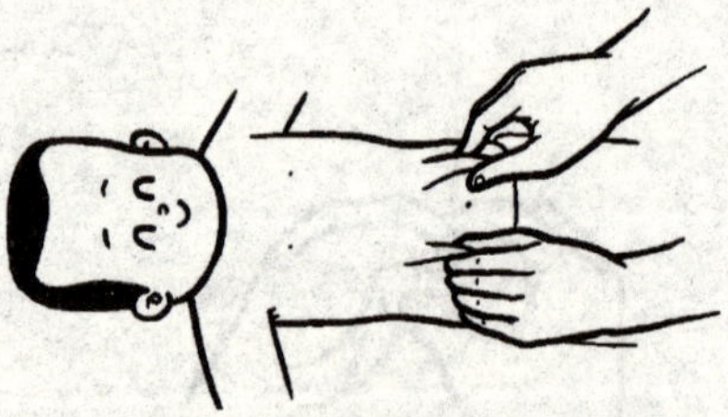

④ 拿肚角

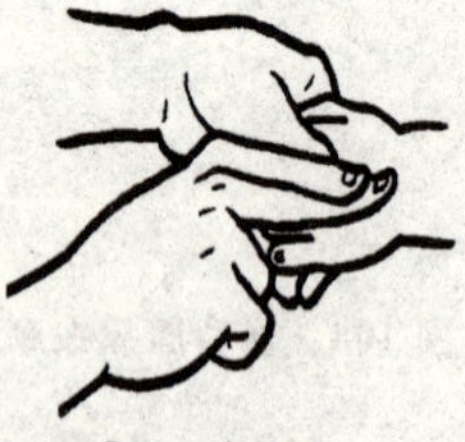

⑤ 揉一窝风

图 105　虫积腹痛按摩

2. 按摩方法二　用缓解腹痛按摩法为小儿进行抚触按摩（图 106），包括抚触按摩疼痛局部、拿肚角和腹部被动运动。

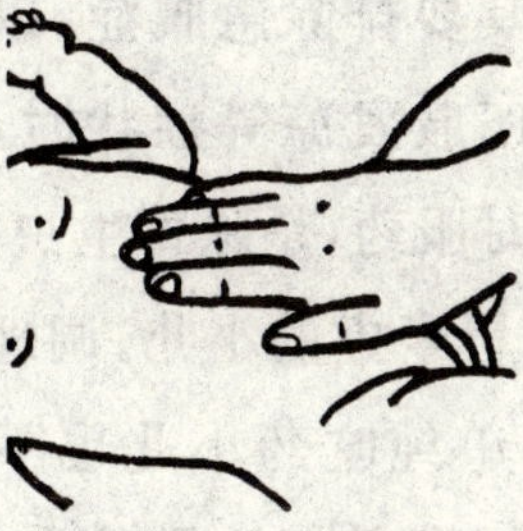

①抚触按摩疼痛局部

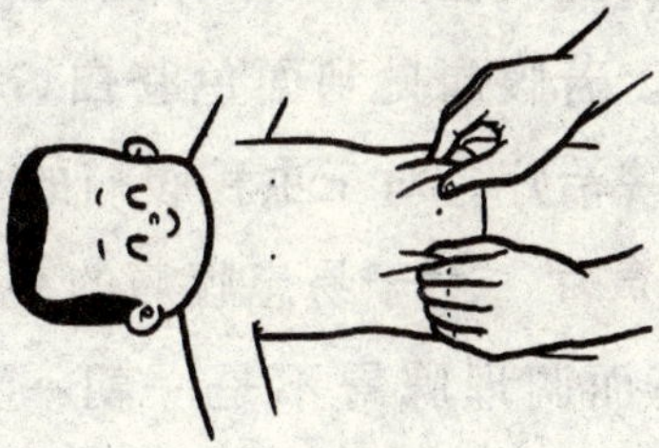

②拿肚角

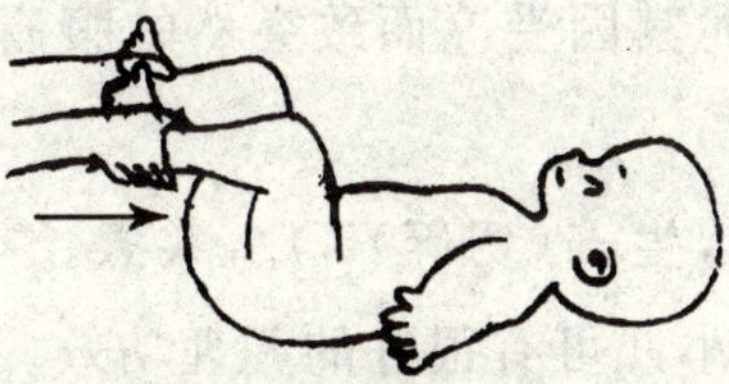

③腹部被动运动之一

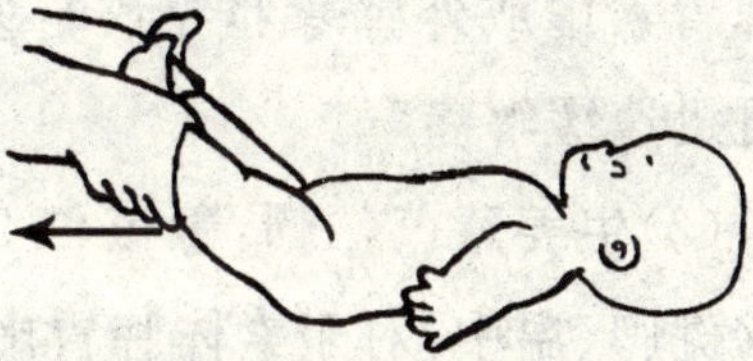

④腹部被动运动之二

图106　腹痛按摩(2)

(四)预防调摄

1. 合理饮食　在日常饮食中一定要有节制,勿暴饮暴食及过食生冷。要注意保暖,避免受凉。

2. 讲究卫生　培养小儿养成良好的卫生习惯,勤洗手、洗脸,在夏天饮食一定要保证清洁。小儿的玩具、食具应及时消毒。还不会行走的小儿,家长尤其要注意其卫生,避免其爬行时抓脏物入口。

3. 及时诊断 腹痛在小儿疾病中很多见，原因比较复杂，所以在按摩前要全面检查，及早作出正确诊断，尤其要排除急腹症，以免延误病情。若腹痛见到面色苍白，冷汗淋漓，四肢发凉等症状时，应马上到医院治疗。对于虫积腹痛的小儿，要及时服药，杀除寄生虫。

4. 食疗 对于易患腹痛的小儿，尤其脾胃素虚的小儿，调理脾胃是关键，而调理脾胃不是一朝一夕的功夫，单纯吃药小儿也不易坚持。而在日常的饮食中，可以有选择的服用一些益于脾胃的食物，即运用食疗的方法是一个很好的途径，小儿也能接受。

(1)姜糖水：红糖 200 克，生姜 5 片，加水适量共煮。姜糖水适用于脾胃素虚或外感寒邪导致的腹痛，尤其因受凉而致突然的腹痛，往往可迅速缓解痉挛。

(2)生姜薏苡仁粥：薏苡仁 200 克，生姜(切碎)5 片，共煮。本粥能够健脾、温中，对于素体脾胃虚寒的小儿可有很好的调理功效。

(3)生姜羊肉汤：羊肉适量，加生姜(切大片)、花椒、食盐等熬汤。出锅后可加适量醋调味。羊肉性热，再加生姜、花椒等温热性质的调料，对于脾胃虚寒的小儿可起到温胃散寒的疗效。

(4)山楂薏苡仁粥：薏苡仁 200 克，山楂(去核，切碎)10 个，加入适量红糖共煮成粥。对于积滞引起的腹痛有效。

四、厌　食

(一)概述

厌食是指小儿较长时期食欲缺乏，甚则拒食，经久如此，而无外感、内伤疾病的一种常见病症。近年来，此病日渐增多，尤以城市更为常见，独生子女的发病率较高，1～6 岁儿童尤为多见。现代医学中的“神经性厌食”与本病相类似。神经性厌食是以厌食和体重减轻为主要特点的疾病。本病以女孩为多见，病前多有拘谨、保守、偏食、焦虑、强迫或癔症样性格的特征。家长过分溺爱，养成孩子挑食、偏食的习惯，也可能与之有关。常见症状为不思纳食，或食物索然无味，拒进饮食，可见面色少光泽，形体消瘦或略瘦，一般精神状态正常，大小便也基本正常。

(二)中医学认识

1. 病位 本病病位在脾胃。《内经》中说：“脾胃者，仓廪之官，五味出焉。”小儿脏腑娇嫩，脾常不足，各种原因影响脾胃的正常纳运功能，都可导致厌食的发生。

2. 病因病机

(1)饮食不节，喂养不当：家长缺乏育儿知识，喂养小儿方式不当，如饮食不定时，饥饱无度，添加辅食过早或过晚，或放纵小儿，养成偏食的坏习惯等，都可造成小儿脾胃之气受损，影响脾胃气机升降，脾运失司，胃纳下降，不思饮食。

(2)多病久病，损伤脾胃：小儿为稚阴稚阳之体，正气未充，易受外感内伤而发病，发病之时，脾胃功能减退，病后若不及时调理，胃气不复，则易造成长期厌食。

(3)先天不足，后天失调：先天禀赋不足的婴儿，脾胃愈显薄弱，往往出生之初便出现食欲低下，若后天失于调养，极易造成长期脾虚失运，胃纳不佳而厌食。

(4)情志不舒，郁扼脾气：脾喜舒而恶郁，小儿情志不畅，闷闷不乐，可使脾胃气机瘀滞，功能失调而发厌食；同时脾喜燥而恶湿，若是环境湿闷，尤其夏暑季节，湿气伤人困厄脾气，易引起食欲缺乏，厌食。

3. 辨证分型

(1)脾失健运:本证脾脏运化功能减退明显,临床表现为面色少华,不思饮食,或食而无味,拒进饮食,多食或迫食后有恶心、呕吐,脘腹作胀,形体偏瘦,精神状态一般无特殊异常,大小便基本正常,舌苔白或薄腻。治疗要健脾助运。

(2)胃阴不足:本证阴虚症状明显,表现为口干多饮,不喜进食,皮肤干燥无润泽,大便多干结,舌苔多见光剥,也有光红少津者,舌质红。治疗要育阴养胃。

(3)脾胃气虚:本证气虚症状明显,表现为长期厌食、拒食,大便常夹未消化食物残渣,食少而便多,面色略显萎黄,形体消瘦,精神萎靡不振,气短乏力,活动易出汗,

(三)抚触按摩疗法

1. 按摩方法一

(1)主要手法:揉中脘,天枢,摩脘腹,推阴阳,揉足三里,捏脊(图107)。

①点揉中脘、天枢各 1 分钟。

②顺、逆时针摩脘腹 3 分钟。

③分推阴阳 100 次,按揉足三里 1 分钟。

④反复捏脊 10～15 遍。

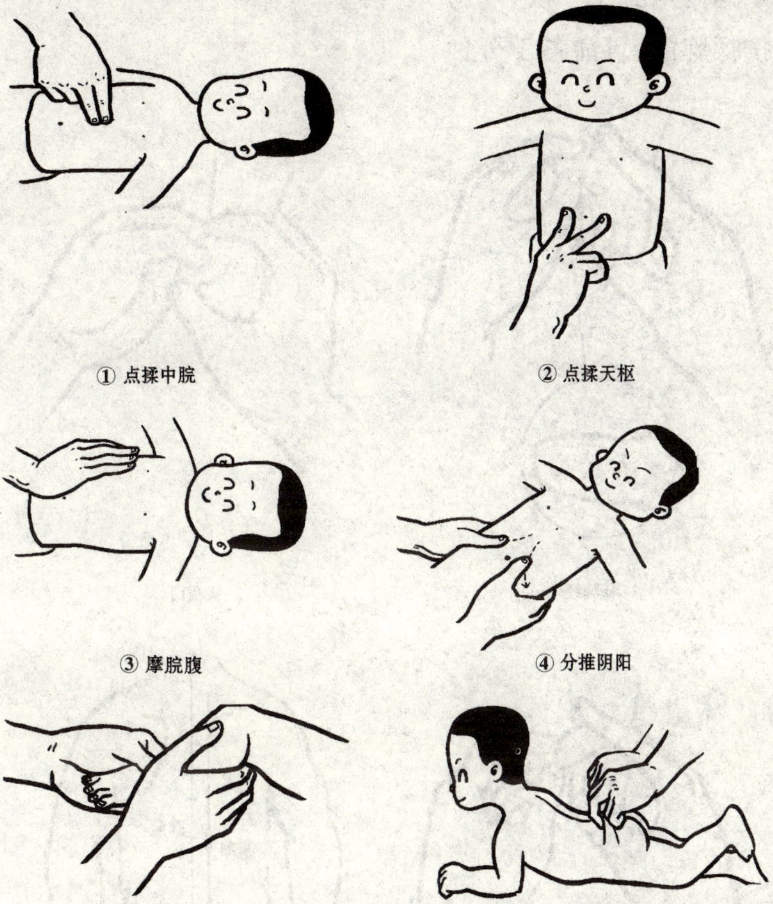

① 点揉中脘　② 点揉天枢

③ 摩脘腹　④ 分推阴阳

⑤ 按揉足三里　⑥ 捏脊

图 107　厌食按摩(1)

(2)随症加减

①脾失健运型。主要手法加补脾经、揉板门、运内八卦、按揉脾俞、胃俞(图 108)。

• 补脾经、揉板门各 300 次。

•顺运内八卦 100 次。

•按揉脾俞、胃俞各 1 分钟。

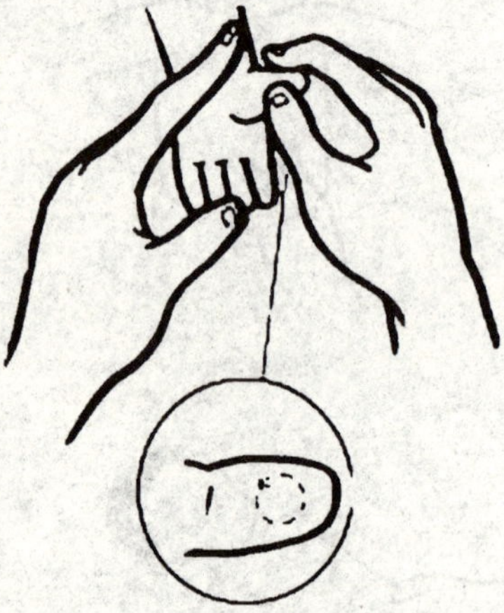

① 补脾经

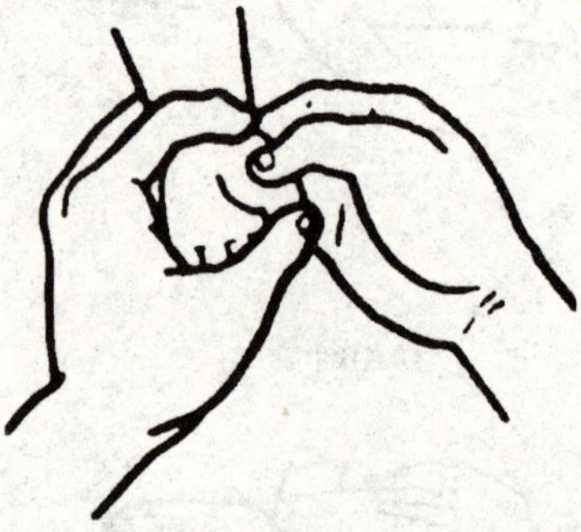

② 揉板门

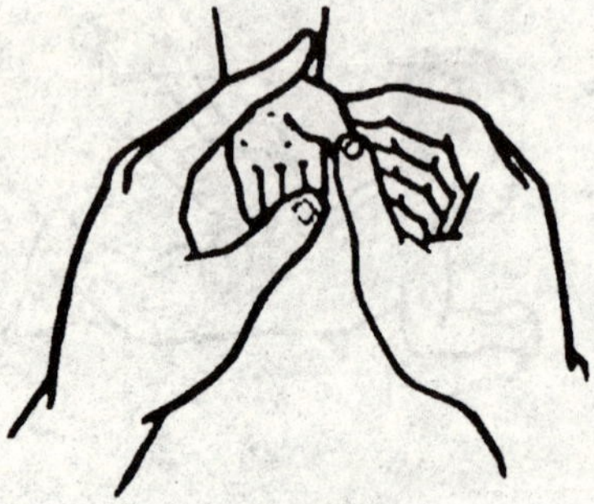

③ 顺运内八封

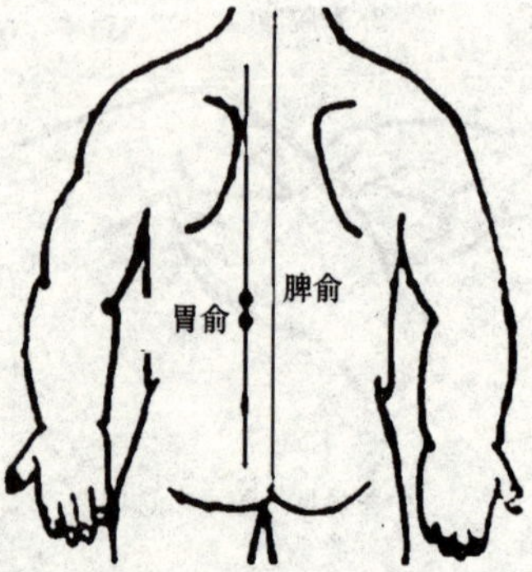

④ 按揉脾俞、胃俞

图 108　脾失健运型厌食按摩

②胃阴不足型。主要手法加补肾经、揉涌泉、按肾俞、胃俞(图 109)。

• 补肾经 300 次，揉涌泉 100 次。

• 按揉胃俞、肾俞穴各 1 分钟。

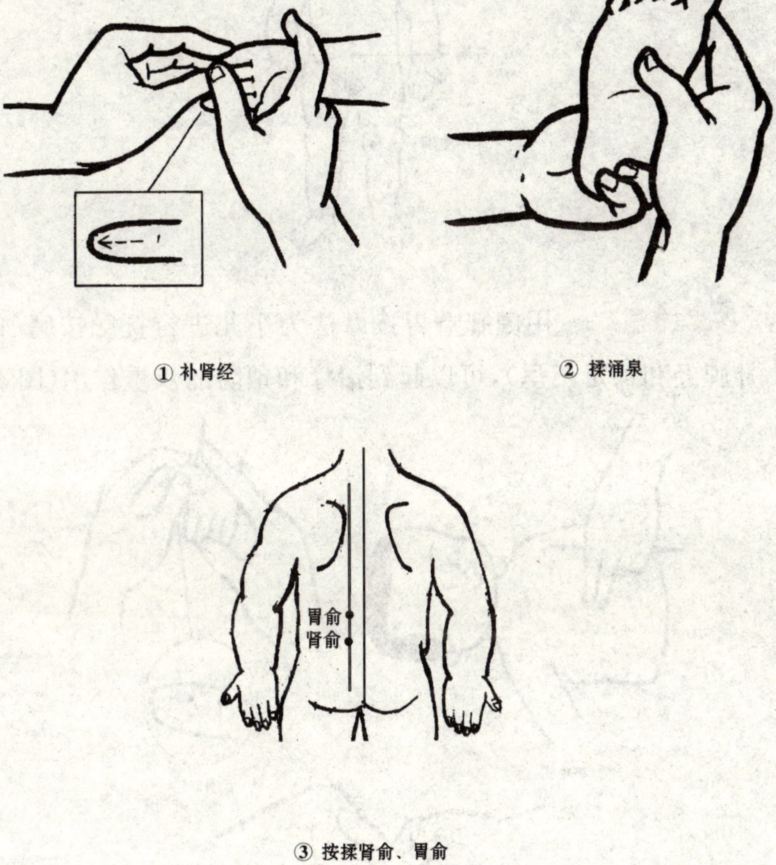

图 109　胃阴不足型厌食按摩

③脾胃气虚型。主要手法加按揉气海、按揉血海(图 110)。

• 按揉气海 2 分钟。

• 按揉血海 1 分钟。

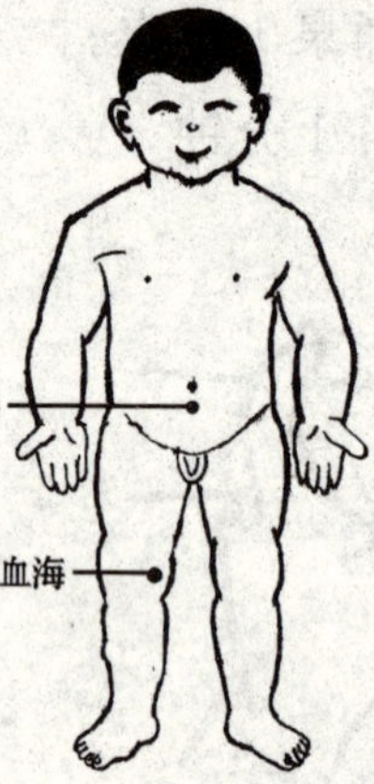

图 110 脾胃气虚型厌食按摩

2. 按摩方法二 用健脾益胃按摩法为小儿进行抚触按摩(包括摩中脘,补脾经和揉足三里),可以起到治疗和预防的双重作用(图 111)。

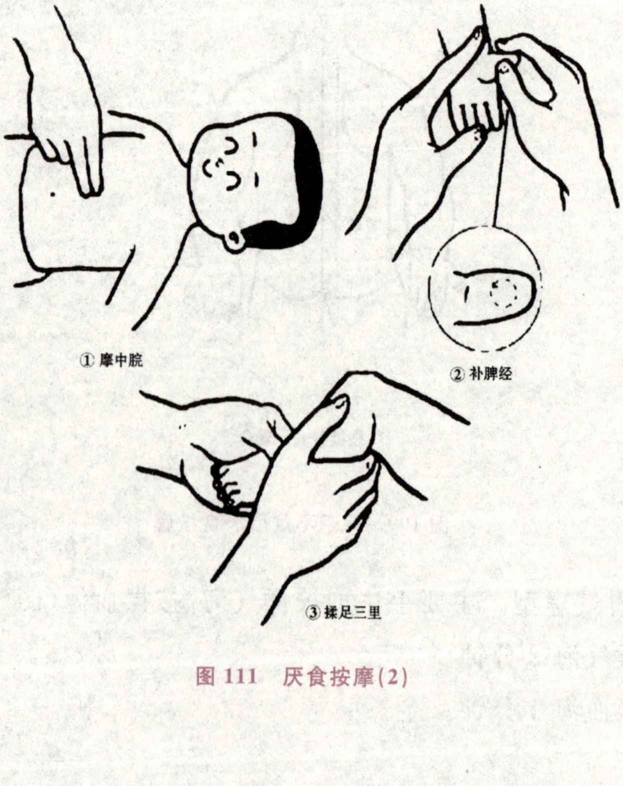

图 111 厌食按摩(2)

（四）预防调摄

1. 饮食调摄 家长按照科学进食原则来调节饮食，是防治小儿厌食的重要方法，应纠正小儿的偏食习惯，禁止饭前吃零食和糖果，定时进食。如果是疾病后出现厌食，要到医院就诊，查明原因做针对性治疗。

2. 精神调摄 家长应注意小儿精神的调摄，避免精神刺激，生活有序，起居有常。让小儿进食时保持愉快的心情，不强迫小儿进食。对于厌食症的患儿，心理治疗也十分重要。首先要了解患儿的发病诱因，凡是能解决的客观诱因，均应力争予以解决，如因精神因素引起的厌食，则应妥善处理好，并以心理疏导为主。对于主观认识上的问题，应逐步给予解释。必须强调的是，神经性厌食的患儿、医生、家长之间一定要建立良好的信任关系，并要密切合作。这一点在治疗上至关重要。

3. 食疗 对于厌食症，可根据病因对症下药，选取具有消导、行气或补气等药物配合食物服用，往往卓见功效。

（1）八宝粥：选用薏苡仁、糯米、豇豆、绿豆、赤小豆、大枣、莲子、山楂各适量，共煮成粥。食用时可加少许冰糖。

（2）人参茯苓小米粥：茯苓 10 克，人参 9 克，与淘净的小米适量，共煮。对于脾胃气虚造成厌食的小儿效佳。

（3）沙参冰糖小米粥：沙参 10 克，冰糖少许，与适量小米共煮。对于胃阴不足而致的食欲缺乏有疗效。

（4）鸡内金散：鸡内金 10 克，焙干，研末，入小米粥中食用。

（5）冰糖葫芦：市面出售的冰糖葫芦或自制山楂串，及其他山楂制品，均可给小儿经常食用，可健运脾胃，有效预防厌食症的发生。

4. 预防抚触按摩

(1)按摩足三里:经常在方便的时候为小儿按摩足三里,可增进胃肠蠕动,有效预防厌食症。

(2)捏脊:在夏天或小儿浴后,常做捏脊按摩,可增强小儿脾胃功能,增进食欲。

五、感　冒

(一)概述

感冒即上呼吸道感染,是小儿时期最常见的疾病,炎症侵犯鼻、咽、扁桃体、喉等部位,亦可累及邻近器官导致中耳炎、结膜炎、副鼻窦炎、颈淋巴结炎及咽后壁脓肿。急性上呼吸道感染一年四季均可发生,多见于冬春及气候变化的季节,由于婴幼儿呼吸道解剖生理特点及防御功能欠佳,因而发病率多于年长儿。本病多由病毒感染引起,少数由细菌致病,也有细菌、病毒混合感染。

临床中通常将感冒分为普通感冒和流行性感冒。普通感冒是由病毒等引起的上呼吸道感染,起病较慢,局部症状较重,全身症状较轻;流行性感冒又叫流感,是由流行性感冒病毒引起的,发病急,全身症状重,可暴发性流行。上呼吸道感染的一般症状为发热、鼻塞、流涕、喷嚏、咽部不适、咳嗽等。轻者精神、饮食不受影响,体格检查仅见咽部充血,3～4日症状逐渐好转。严重者可出现高热,烦躁不安或嗜睡,甚至出现抽搐等。

(二)中医学认识

1. 病位　本病病位在肺。肺叶娇嫩,不耐寒热,易被邪侵,故在中医学中肺有“娇脏”之称。中医学基本理论认为，肺主气，司呼吸，主宣发和肃降，能通调水道，朝百脉。肺主气属卫，主一身之表，依赖于卫气和津液的温养和润泽，成为抵御外邪侵袭的屏障。肺的生理功能正常，则皮肤有光泽，毫毛致密，抵御外邪侵袭的能力亦较强；反之，肺气虚，宣发卫气和输精于皮毛的生理功能减弱，则卫表不固，抵御外邪侵袭的能力低下，可出现多汗和易于感冒等病症。

2. 病因病机　中医学认为，感冒的发生与外界气候变化和小儿正气的强弱有密切的关系。由于小儿脏腑娇嫩，形气未充，腠理疏薄，表卫不固，抗病能力较差，对外界气候变化不能很好适应，故易为外邪侵袭，导致感冒。风为百病之长，风邪袭人，夹寒、热、暑湿等侵犯人体，肺卫首当其冲，感邪之后，导致卫表失司，腠理开合失常，肺气失宣，因而很快出现卫表及上焦肺系症状，如发热恶寒、鼻塞流涕、喷嚏咳嗽等。

肺脏受邪，宣发肃降功能受阻，痰液内生，形成感冒挟痰兼证，重者痰阻肺闭，可发展为喘嗽；小儿脾常不足，感邪后脾胃受纳运化功能更为薄弱，若稍有饮食不节，则易致乳食停滞中焦，出现脘腹胀满、吐泻等症，即为感冒挟滞兼证；小儿神气怯弱，感邪后，邪郁化热，热扰肝经，可见惊惕不安，睡眠不宁，此为感冒挟惊兼证。

3. 辨证分型　根据其临床表现，一般分为风寒感冒和风热感冒两大类型。

(1)风寒感冒：本证为外感风寒之邪所致。风、寒象较为明显。临床表现为恶寒重，发热轻，无汗，头痛，鼻塞，喷嚏咳嗽，咳声重浊，时流清涕，喉痒，痰稀薄色白，口不渴或喜热饮，舌苔薄白而润，脉浮紧。风寒感冒的治疗原则为辛温解表。

(2)风热感冒：本证为外感风热之邪所致。热象较明显。临床表现为发热较重，或有恶风，有汗或少汗，鼻塞，流黄涕，喷嚏咳嗽，痰黏难咳，口干作渴，咽红或肿痛。舌质红，舌苔薄白或薄黄，脉浮数。风热感冒的治疗应为辛凉解表。

（三）抚触按摩疗法

1. 按摩方法一

(1)主要手法

①以手掌蘸少许生姜汁沿患儿脊柱两侧膀胱经，用大鱼际着力推搓背腰部，以红热为度(图 112)。

②按揉背部风门、肺俞各 1 分钟。

③以双手拇指推双侧迎香各 20～30 次，然后推印堂、攒竹，再向左右分抹额部，抹到太阳穴后用拇指按揉法。如此反复数遍，以皮肤

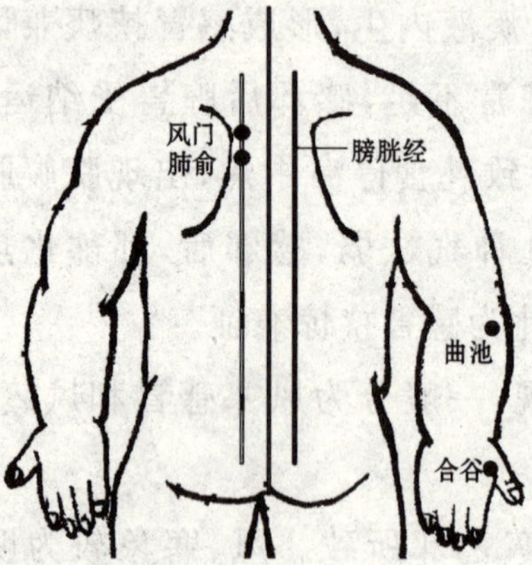

① 推搓膀胱经，按揉风门、肺俞，点揉合谷、曲池

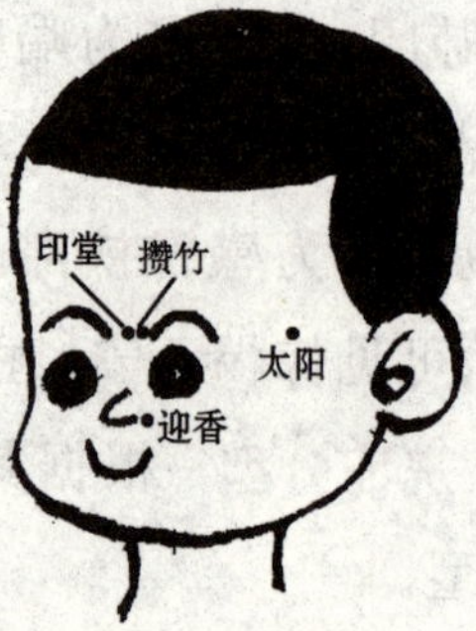

② 推迎香、印堂、攒竹、抹太阳

图 112　感冒按摩(1)

微微发红为度。

④点揉曲池、合谷各 1～3 分钟。

(2)随症加减

①风寒感冒。主要手法加推三关、揉外劳宫、提拿肩井部位肌肉、揉二扇门(图 113)。

- 重推三关 500 次。
- 揉外劳宫 100 次。
- 双手提拿肩井穴部位肌肉 5～7 次。
- 揉二扇门 50 次，揉时要稍用力，速度宜快。

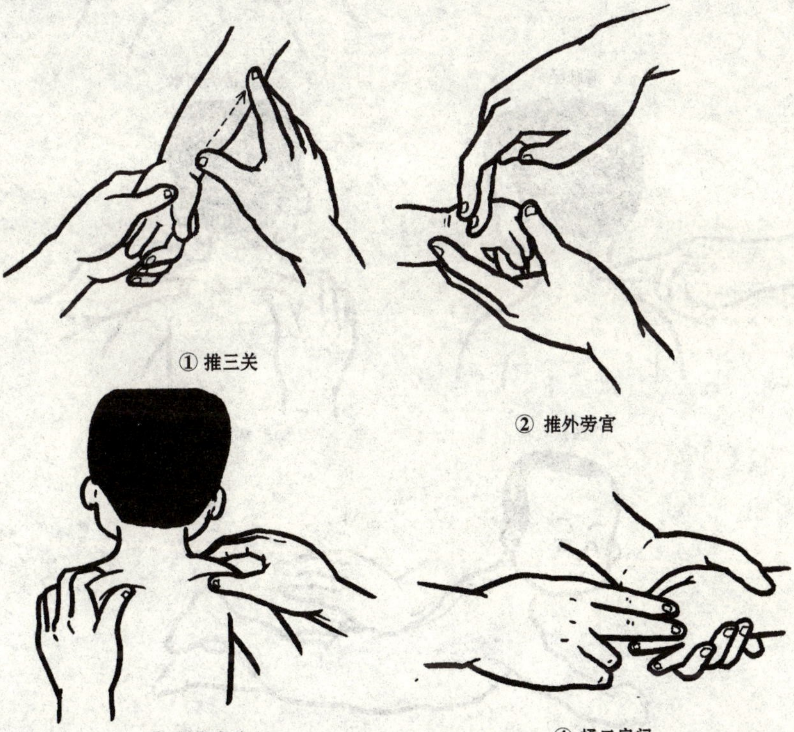

① 推三关

② 推外劳宫

③ 提拿肩井

④ 揉二扇门

图 113　风寒感冒按摩

②风热感冒。主要手法加清肺经、清天河水、掌横擦骶尾部、拿肩井(图 114)。

- 清肺经 300 次,清天河水 100 次。
- 按揉大椎 1～3 分钟。

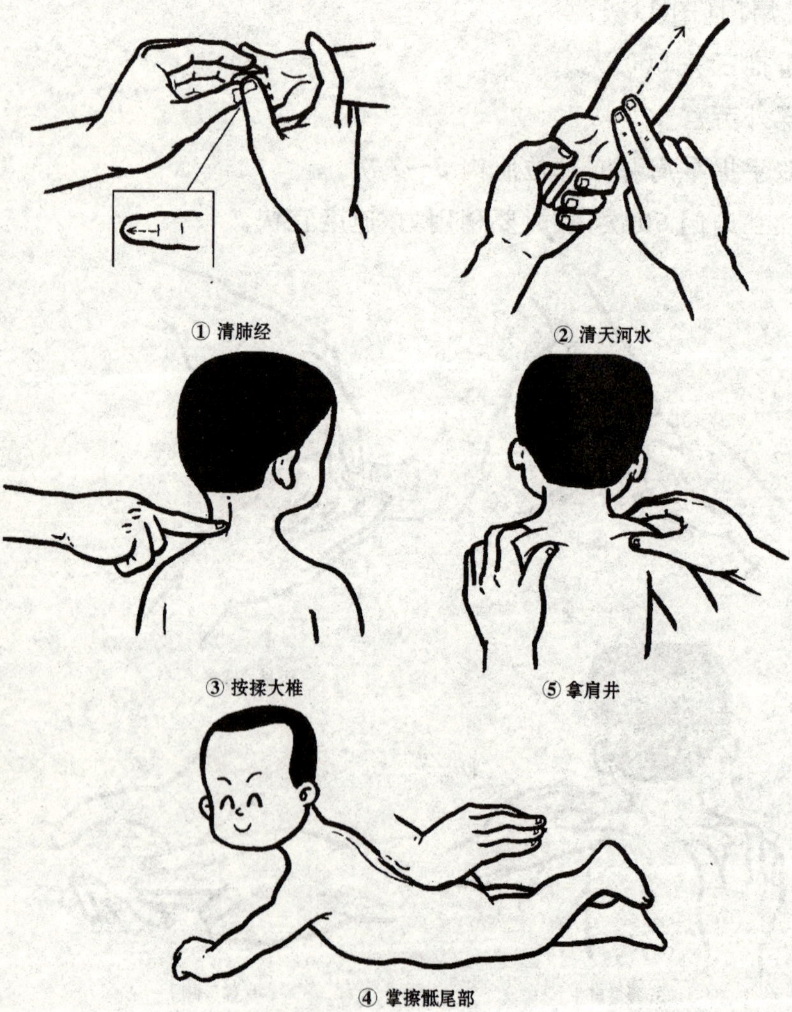

① 清肺经
② 清天河水
③ 按揉大椎
⑤ 拿肩井
④ 掌擦骶尾部

图 114　风热感冒按摩

- 以掌横擦骶尾部，以透热为度。
- 拿肩井 3～5 次。

③咳嗽痰多。主要手法加按揉天突、分推膻中、推小横纹(图 115)。

- 按揉天突 1 分钟。
- 分推膻中 100 次。
- 推小横纹 100 次。

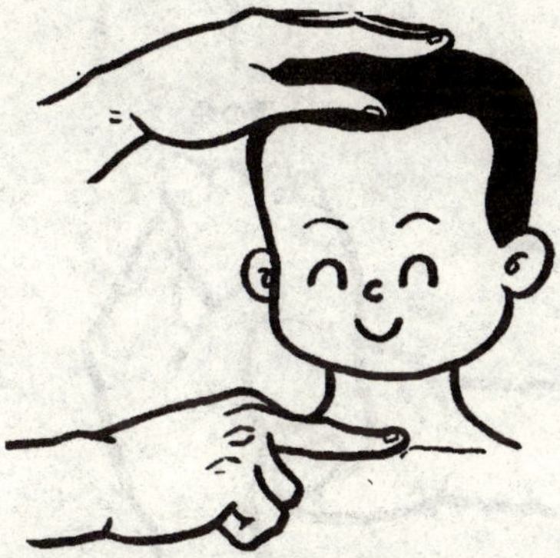

① 按揉天突

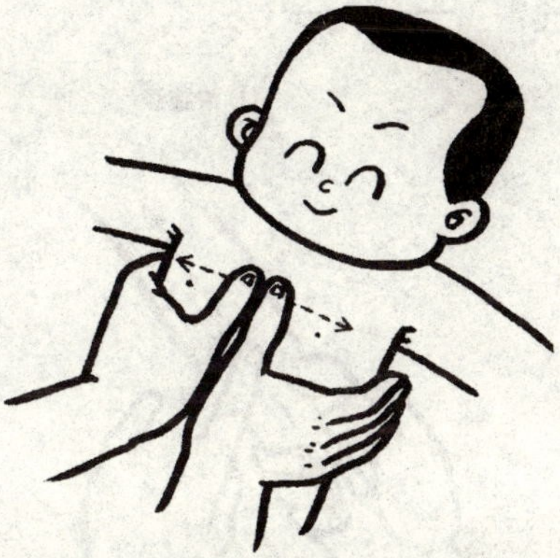

② 分推膻中

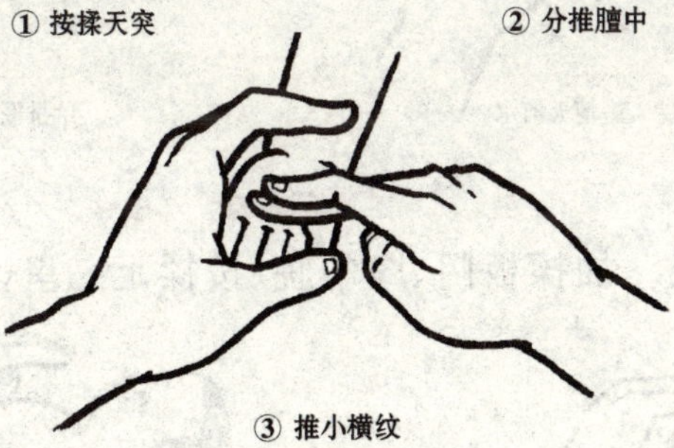

③ 推小横纹

图 115　感冒痰多按摩

④高热惊厥。加清肺经、清心经、清天河水、推涌泉(图 116)。

- 清肺经 300 次，清心经 300 次。
- 清天河水 500 次。
- 推涌泉 200 次。

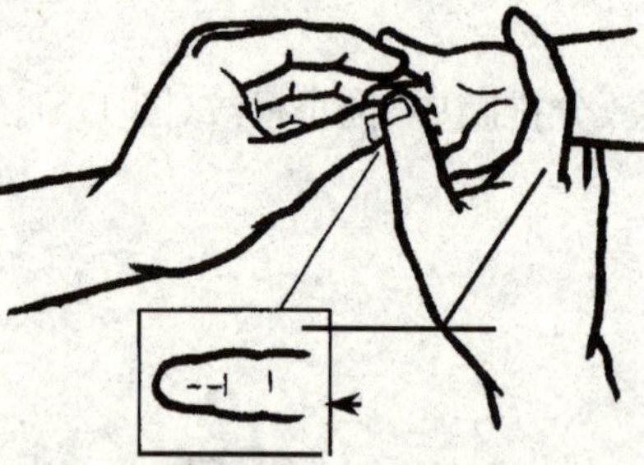

① 清肺经

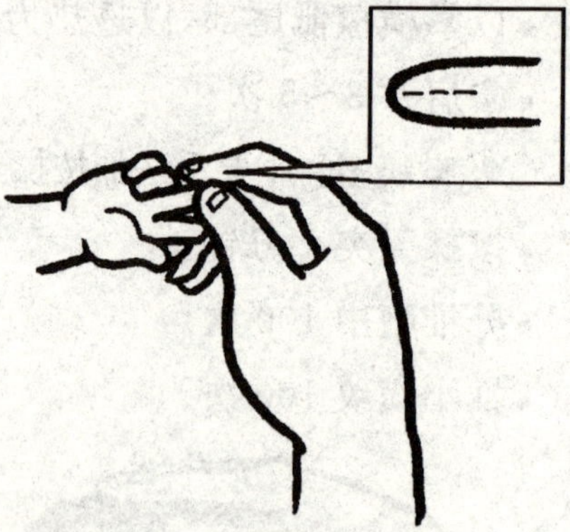

② 清心经

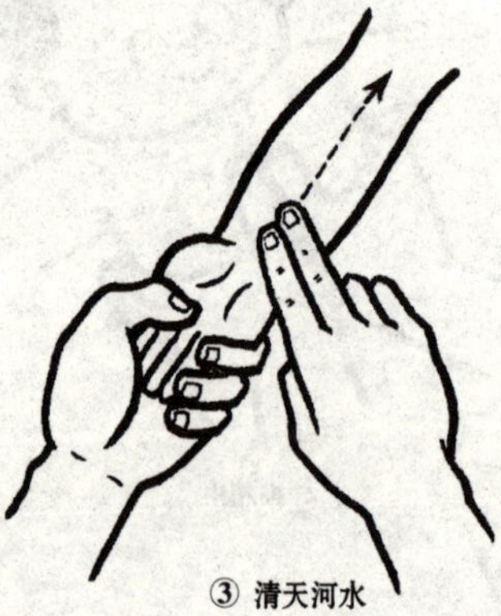

③ 清天河水

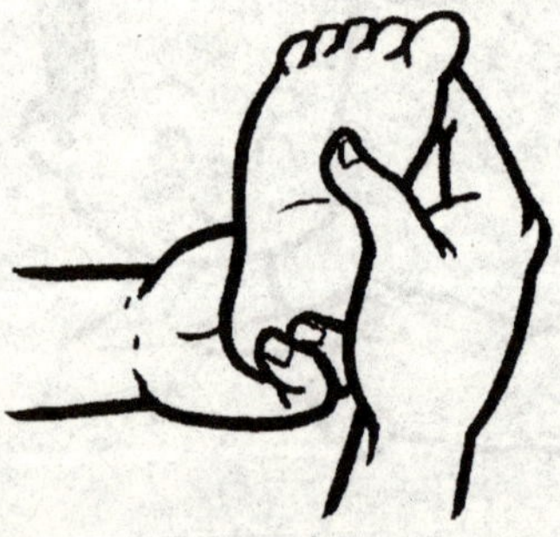

④ 推涌泉

图 116 感冒高热惊厥者按摩

⑤食欲缺乏。加揉板门、摩中脘、按揉足三里(图 117)。

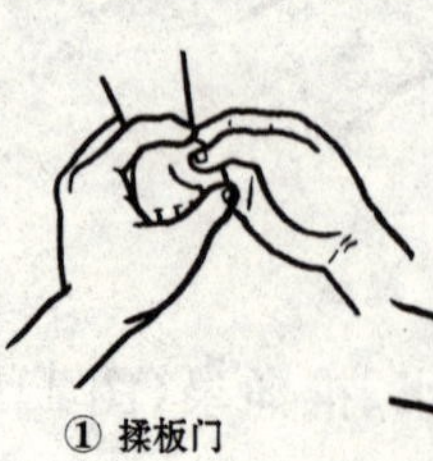

① 揉板门

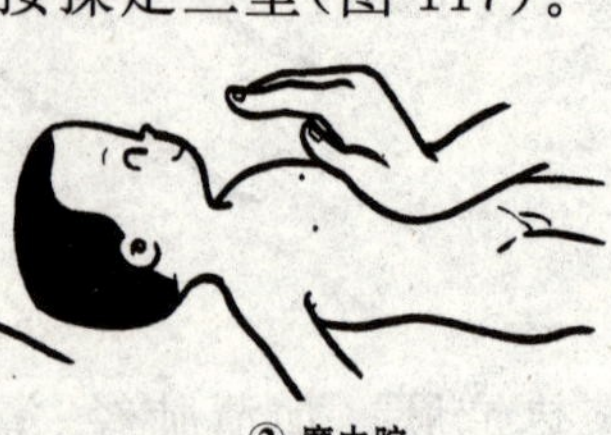

② 摩中脘

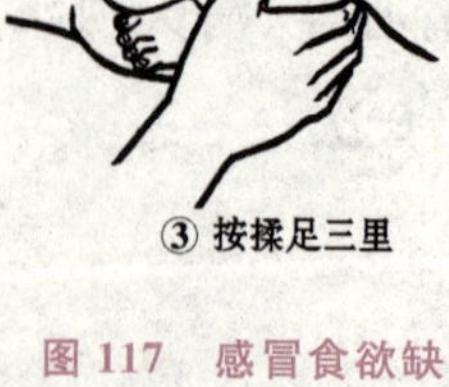

③ 按揉足三里

图 117 感冒食欲缺乏者按摩

• 揉板门 100 次。

• 摩中脘 3 分钟。

• 按揉足三里 1 分钟。

2. 按摩方法二

(1)主要手法:包括推印堂、抹太阳、按揉太阳、按揉一窝风、揉迎香、擦肩背部、提拿肩井(图 118)。

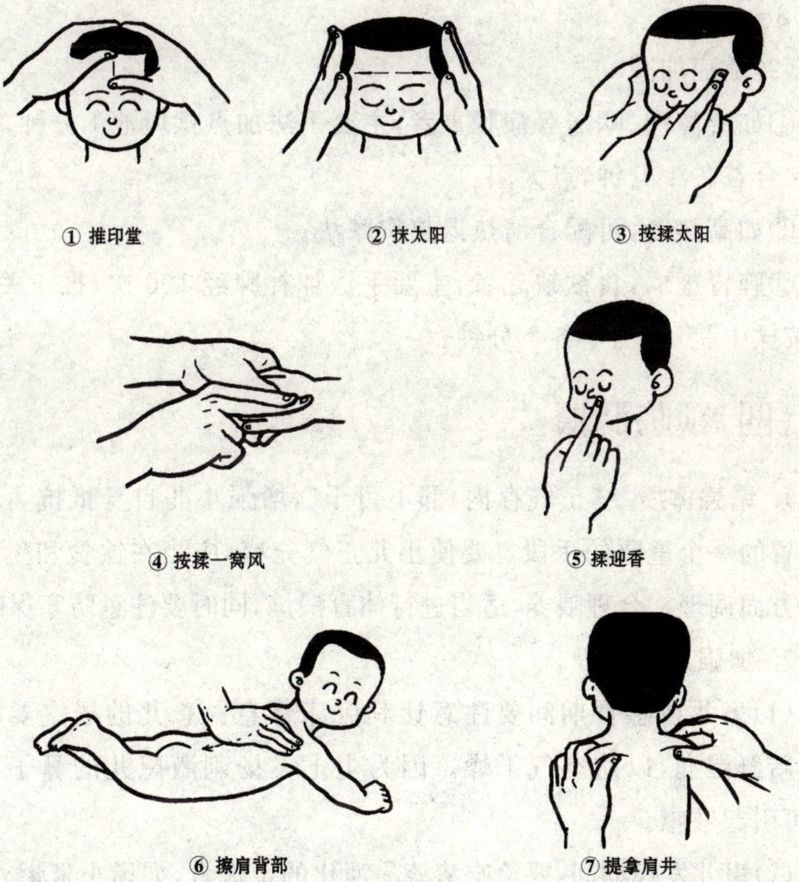

图 118　感冒按摩(2)

①患儿仰卧位，用两手拇指自印堂开始，交替上推至前发际30次，然后，自额中分抹至两侧太阳30次，按揉双侧太阳1～3分钟。

②揉一窝风1～3分钟。

③揉迎香15～20次。

④患儿俯卧位，以掌横擦肩背部，以透热为度。

⑤以拇指和其余四指相对，拿揉肩部、上下肢部肌肉并做掌擦每部位3～5次。

(2)随症加减

①如流鼻涕、咽痛等症状重者，主要手法加点揉风池1分钟，按揉曲池、合谷各1分钟，点太阳。

②如高热者，可配合清热退热按摩法。

③脾胃虚弱，食欲缺乏者，主要手法加补脾经100次，推三关100次，按揉中脘、足三里各1分钟。

(四)预防调摄

1. 增强体质 “正气存内，邪不可干”，增强小儿自身抵抗力是预防感冒的一个重要的手段。要使小儿正气充盛，应当在饮食和生活起居等方面调理。合理喂养，适当进行体育锻炼，同时要注意防寒保暖。

2. 加强患儿护理

(1)患儿在感冒期间要注意让其卧床休息。患儿的居室要保证空气新鲜湿润，以防空气干燥。因为尘土飞扬刺激患儿的鼻子和咽喉，可引起咳嗽。

(2)患儿发病期间，要给吃清淡易消化的半流食，如稀小米粥、鸡蛋汤等，不给油腻的食品，并注意让患儿多喝水，多给患儿吃青菜、水果。

(3)感冒与流感在发病过程中，都可因继发细菌感染而合并其他疾病，如肺炎、中耳炎等，发现这些并发症后要及时请医生诊治。

3. 预防感冒方　白术 12 克，黄芪 6 克，防风 6 克。研碎，水煎服，频频饮用，每日 1 剂。本方气味甘淡，可在季节变换，易于感冒的时期给小儿日常饮用，坚持 1 个月，效果明显。

4. 预防性抚触按摩　在经络理论中，太阳经为一身之藩篱，经常为小儿进行太阳皮部的抚触按摩，可增强小儿体质，增强抗病能力，有效预防外感疾病的发生。抚触按摩应稍用力，可蘸葱姜水进行，以小儿皮肤发红为度。

5. 食疗

(1)姜糖水：鲜生姜五片切成碎末，红糖适量，加水共煮。趁热频服，服用后可为小儿盖好衣被，卧床休息。本方可发汗解表，对风寒感冒效佳。

(2)姜醋茶：鲜生姜 20 克，切成碎末，加水适量煮沸 3 分钟，加白醋 15 毫升再煮 1 分钟。分 2 次饮用，连用 2～3 天。适用于流感引起的发热、恶寒、鼻塞、流涕等。

(3)绿豆水：绿豆 100 克，加水煮至熟透，可加适量冰糖，喝水食豆。可清热解毒。适用于风热感冒。

(4)葱白饮：葱白 5 根，切段，大白菜根 3 个，切片，加水适量，共煮汤，趁热服用。

(5)香菜粥：香菜 30 克，切碎，加入小米粥中，可同时加少许冰糖服用。

六、咳　嗽

(一)概述

咳嗽是机体为清除侵入呼吸道的细菌、病毒及病理性分泌物的一种保护性反射。古人以有声无痰称咳,有痰无声称嗽。临床上两者常并见,通称咳嗽。

咳嗽是小儿疾病常见的一个症状,一年四季均可以发病,冬春季节尤为多见。外界气候的变化常是诱发因素。咳嗽是上呼吸道感染、气管炎、肺炎等疾病中发生率很高的一个症状。而且经常迁延数日乃至数月不愈。临床上一般将咳嗽分为外感咳嗽和内伤咳嗽两大类,外感咳嗽常易发易愈,而由内伤引起的咳嗽,则病程较长,且易反复发作。小儿以外感咳嗽多见。症状主要以咳嗽为主,伴有发热、鼻塞、胸闷气短、干咳少痰或咳嗽痰多、神疲等。

(二)中医学认识

1. 病位 咳嗽病位在肺。肺主一身之气的宣发和肃降。无论外感或内伤等原因,都可影响气机,使肺宣发肃降功能失调,肺气上逆引发咳嗽。

2. 病因病机 中医学认为,本病的发生和发展,与风、寒、暑、湿、燥、火等外邪的侵袭及肺、脾、肾三脏功能失调有关。

(1)感受外邪,肺失清肃:小儿形气未充,卫外功能较差,易为外邪侵袭。邪从口鼻或皮毛而入,均可致肺气宣降失常,正邪相争,肺气上逆发为咳嗽。

(2)痰浊内生,贮肺作咳:小儿脾胃薄弱,脾失健运,易生痰浊,上贮于肺,壅阻气道,肺气不得宣肃而致咳嗽。

(3)肺脏受损,气逆作咳:机体其他脏腑有病,常可累及肺脏。如肝肾阴亏累及肺阴,或脾气虚弱损及肺气,或久病正虚肺失充养,均可致肺阴或肺气受损,宣降功能失常,肺气上逆而咳。

3. 辨证分型

(1)外感风寒:表现为咳嗽,痰稀色白,鼻塞,流涕,咽痒,或头身痛,发热恶寒,无汗,苔薄白。治疗应疏风散寒,宣肺止咳。

(2)外感风热:表现为咳嗽,痰黄咳吐不畅,咽干咽痛,甚则胸痛,或有发热汗出,舌苔薄黄。治疗应疏风清热,肃肺止咳。

(3)痰湿咳嗽:此为内伤咳嗽,表现为痰多而嗽,屡咳痰而不绝,痰白胸闷,恶心,纳呆,舌苔白腻。治疗应化痰燥湿。

(4)阴虚咳嗽:内有虚火,表现为干咳连声,少痰,或痰稠夹杂血丝,胸胁胀痛,烦躁口苦,面红目赤,舌边红,苔薄黄少津。治疗应滋阴润燥。

(5)肺虚久咳:久病造成肺气虚损而致的咳嗽,表现为咳嗽无力,痰白而稀,气短懒言,语音低微,畏寒,动则汗出,舌质淡嫩,脉细无力。治疗应补益脾肺。

(三)抚触按摩疗法

1. 按摩方法一

(1)主要手法

①患儿俯卧,按揉背部的肺俞 5 分钟(图 119)。

②患儿仰卧位,用中指点揉天突 50 次,揉膻中 1 分钟。

③按揉并弹拨患儿足三里 1 分钟。

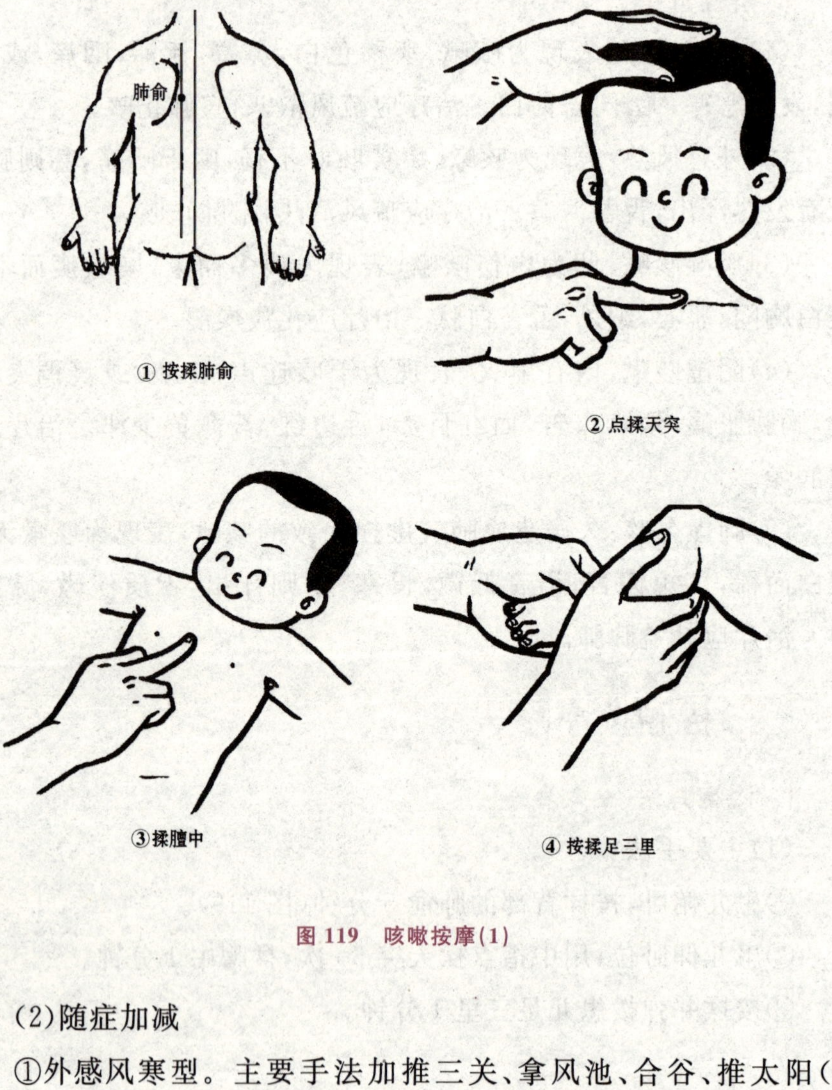

图 119　咳嗽按摩(1)

(2)随症加减

①外感风寒型。主要手法加推三关、拿风池、合谷、推太阳(图120)。

- 推三关 300 次。
- 拿风池、合谷各 10 次。
- 推太阳 30 次。

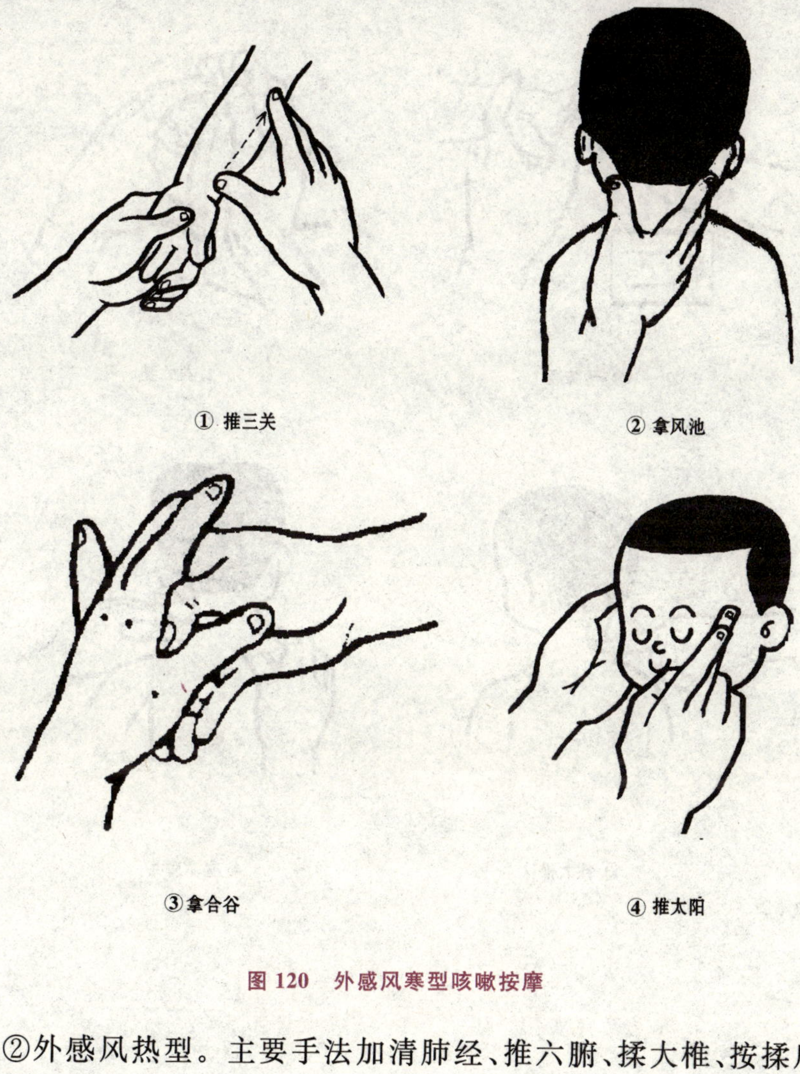

① 推三关　② 拿风池　③ 拿合谷　④ 推太阳

图 120　外感风寒型咳嗽按摩

②外感风热型。主要手法加清肺经、推六腑、揉大椎、按揉肩井(图 121)。

- 清肺经、推六腑各 300 次。
- 揉大椎 30 次。
- 按揉肩井 10 次,最后提拿肩井 5 次。

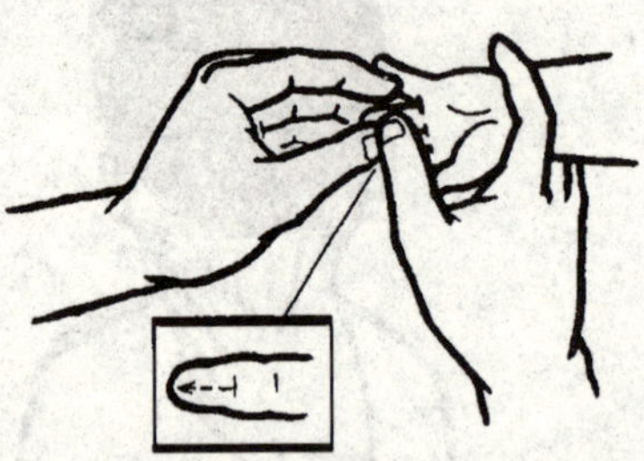

①清肺经

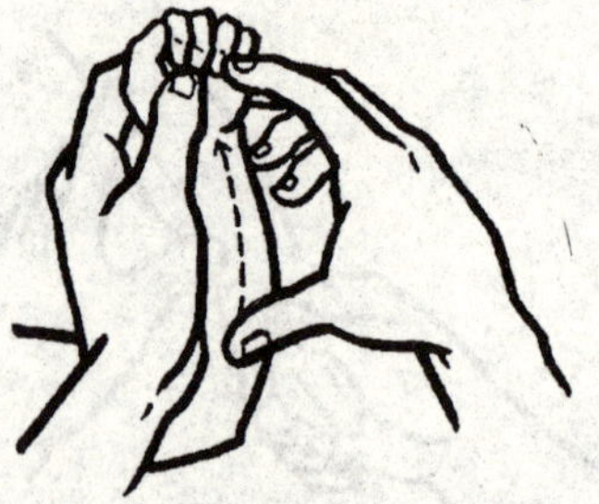

② 推六腑

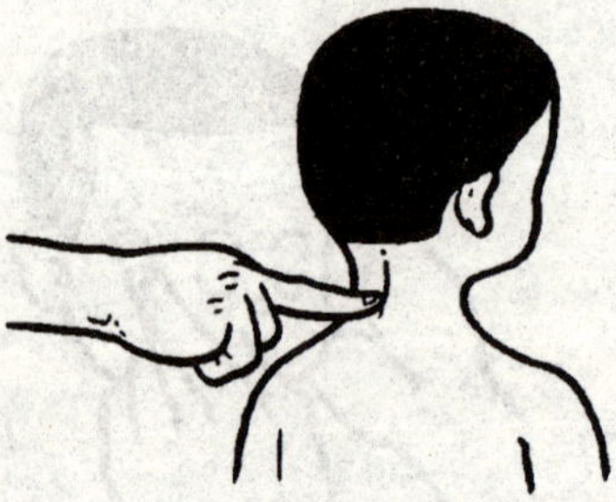

③ 揉大椎

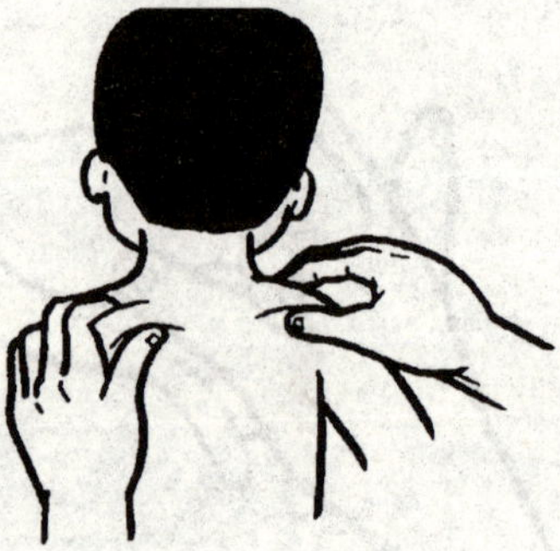

④ 提拿肩井

图 121　外感风热型咳嗽按摩

③痰湿咳嗽型。主要手法加补脾经、掐揉四缝、运内八卦(图122)。

- 补脾经 300 次,掐揉四缝 5 次。
- 运内八卦 100 次。

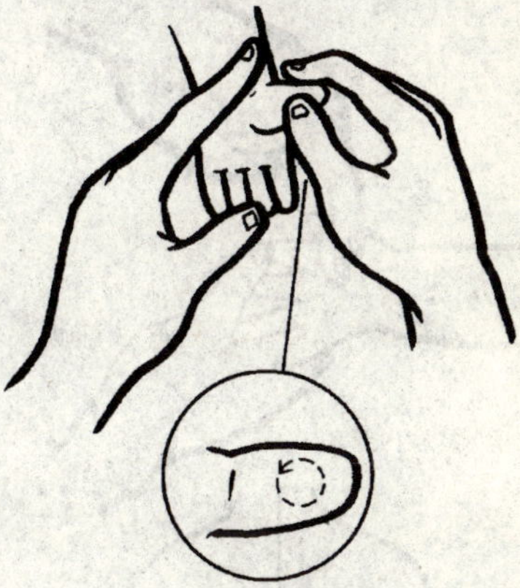

① 补脾经

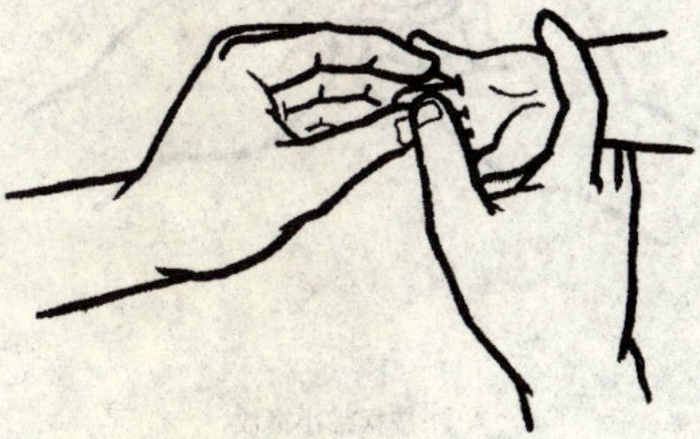

② 掐揉四缝

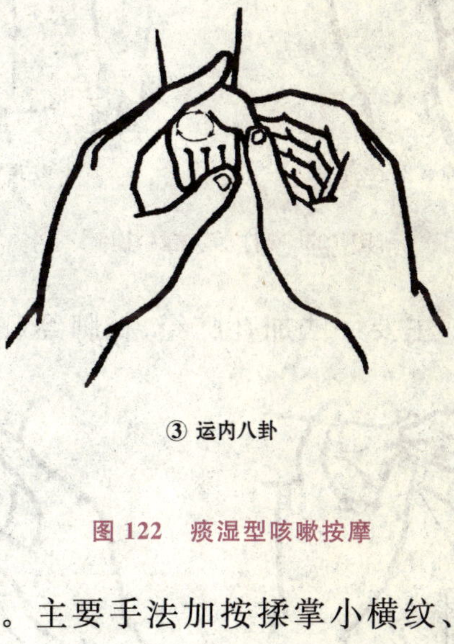

③ 运内八卦

图 122 痰湿型咳嗽按摩

④阴虚咳嗽型。主要手法加按揉掌小横纹、揉内劳宫、推涌泉、揉肾俞(图 123)。

- 按揉掌小横纹 100 次。
- 揉内劳宫 50 次。
- 推涌泉 200 次,揉肾俞 1 分钟。

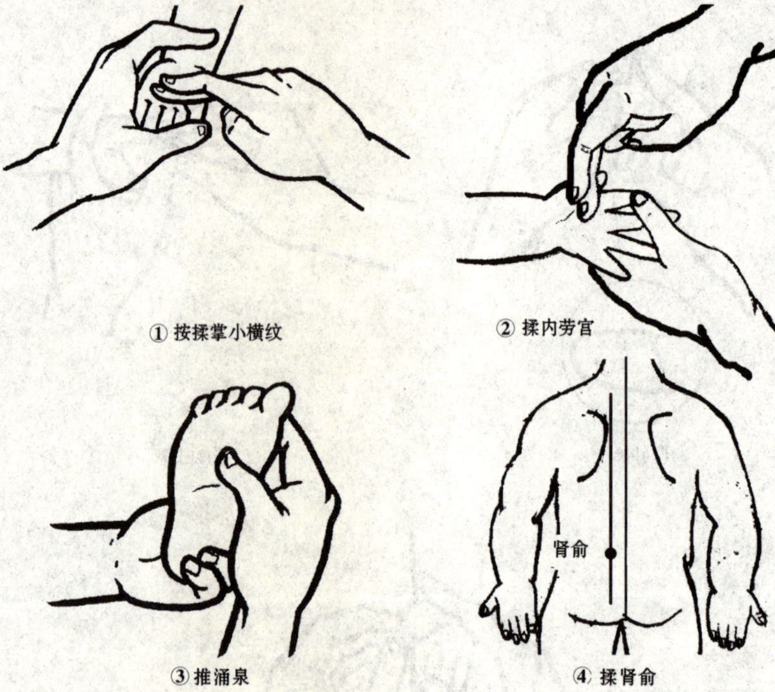

图 123　阴虚型咳嗽按摩

⑤肺虚咳嗽型。主要手法加补肺经、补脾经(图 124)。

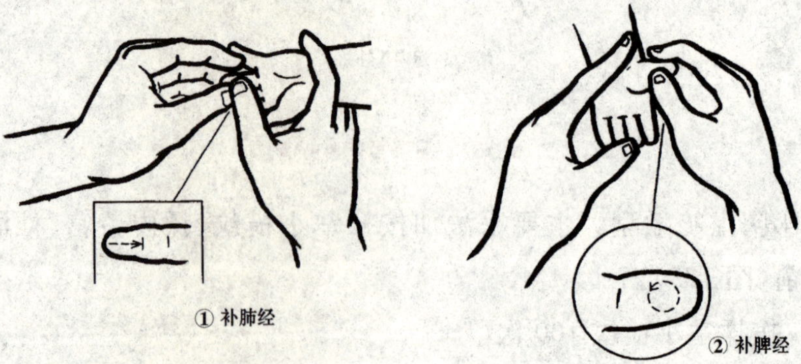

图 124　肺虚型咳嗽按摩

- 补肺经 300 次。
- 补脾经 300 次。

2. 按摩方法二

(1)主要手法:包括按揉膻中、分推胁肋及揉肺俞、脾俞(图 125)。

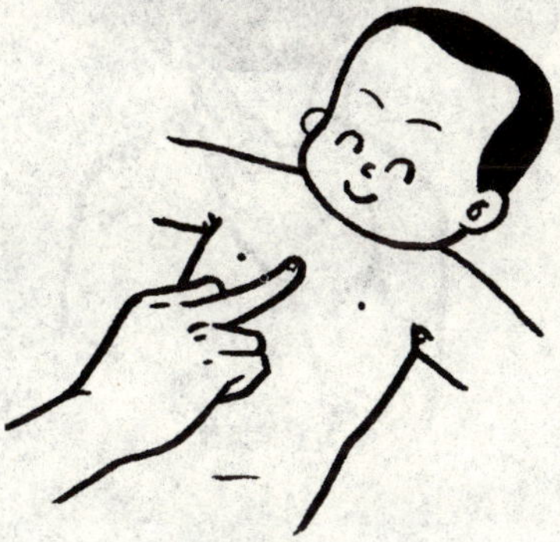

① 按揉膻中

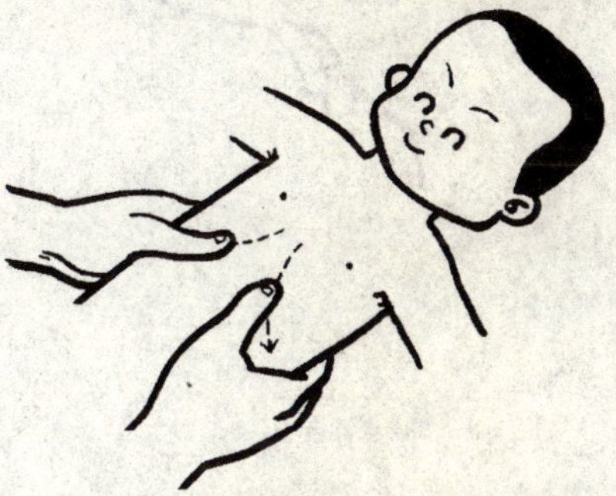

② 分推胁肋

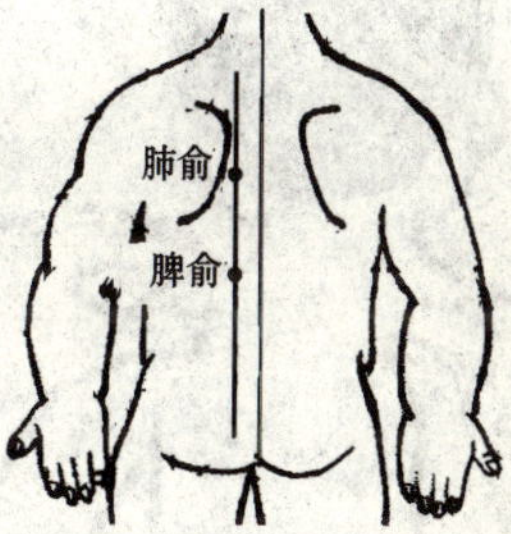

③ 揉肺俞、脾俞

图 125　咳嗽按摩(2)

①按揉膻中 2 分钟。

②分推胁肋 3 分钟。

③患儿俯卧,揉肺俞、脾俞各 2 分钟。

(2)随症加减

①由外感引起的咳嗽,加点揉合谷、风池,拿肩井(图 126)。

- 点揉合谷、风池各 1 分钟。

•拿肩井 2 分钟。

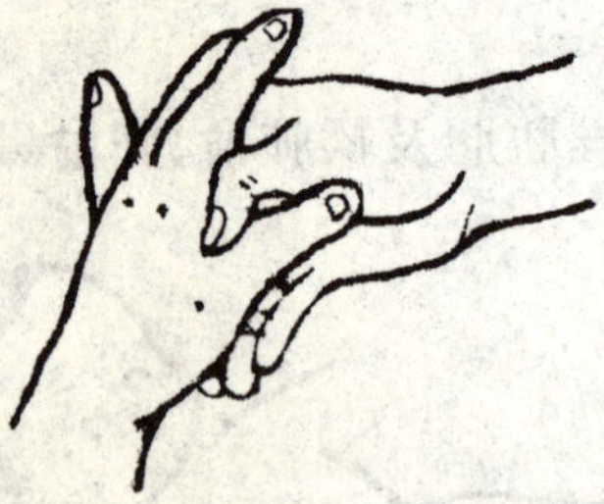

① 点揉合谷

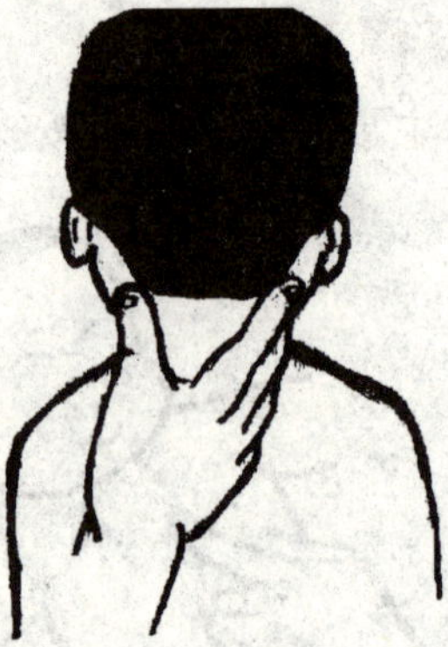

② 点揉风池

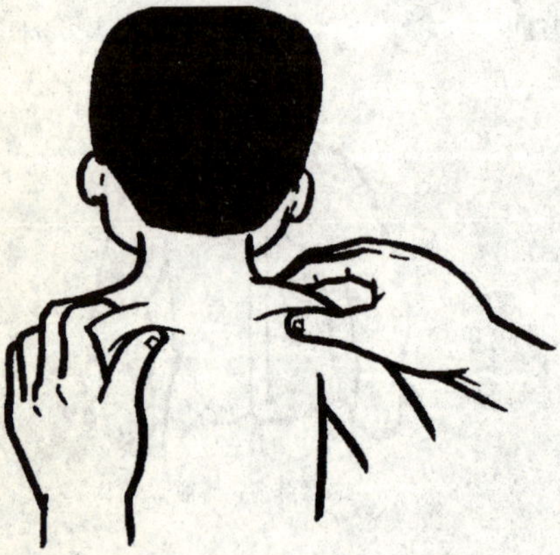

③ 拿肩井

图 126　外感咳嗽按摩

②内伤引起的咳嗽，加补肺经、补脾经、肾经（图 127）。

•补肺经 300 次。

•补脾经、肾经各 100 次。

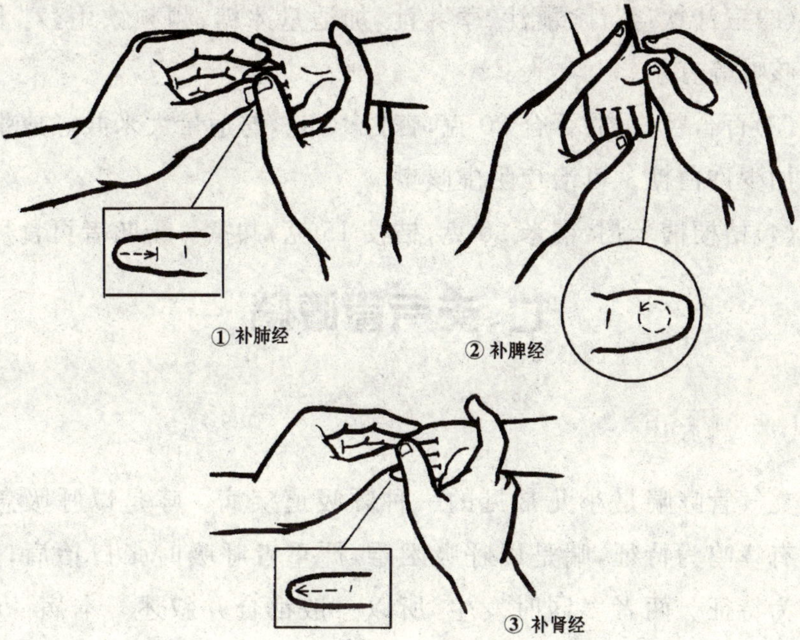

图 127 内伤咳嗽按摩

(四)预防调摄

1. 防寒保暖 受凉感冒，常能加重病情，故要注意保暖，预防风寒侵袭。冬春季节小儿应少去公共场所，预防传染病。

2. 增强体质 合理喂养，经常进行适度的体育活动，还可以用太阳皮部按摩法来增强体质，提高健康水平。

3. 食疗 对于咳嗽这种病症，除药店里出售的各种止咳药物、糖浆外，也可采用食疗的方法止咳。

(1)蒸鸭梨：鸭梨去核，加贝母(研末)10 克，放大碗加冰糖 30 克，水少许，隔水蒸至鸭梨熟透，吃梨饮汁。梨具有化痰止咳的功效，因此对于风热型痰黏难咳的效果比较好。

(2)三汁饮:梨汁、藕汁、荸荠汁,加适量冰糖,频频饮用,对干咳、虚火咳嗽等有效。

(3)百合杏仁粥:百合 20 克,杏仁 10 克,与适量大米共煮成粥,食用时加少许白糖。可治疗阴虚咳嗽。

(4)桔梗糯米粥:糯米 50 克,桔梗 15 克,共煮。干咳者可食用。

七、支气管哮喘

(一)概述

支气管哮喘是小儿常见的一种呼吸道疾病。哮是以呼吸急促,喉间有哮鸣为特征,喘是以呼吸困难,严重者呼吸时张口抬肩,鼻翼翕动为特征。两者多同时发生,所以一般都合并叙述。本病一年四季均可发病,尤以寒冷季节气候急剧变化时为甚。常反复发作,其初发年龄多在 3 岁以内,每次发作多因气候骤变而诱发,亦有不明诱因而发作者,以夜间和清晨发作较多和较重。病程越长则病情越重,对小儿健康影响越大。现代医学通常认为本病是一种常见的、发作性的、肺部过敏性疾病,多在过敏体质基础上吸入过敏原微粒或呼吸道反复感染后引起。临床表现为发作前常有鼻黏膜发痒、流涕、喷嚏或全身不适等前驱症状。然后突感胸闷,呼吸困难,哮喘,哮喘的发作可短暂或持续。严重时出现张口抬肩、难以平卧、大汗淋漓、四肢发凉、颈部静脉怒张等。

(二)中医学认识

1. 病位 本病病位在肺、脾、肾三脏。各种原因导致三脏功能失调,痰阻气道,肺气上逆而致哮喘。

2. 病因病机　中医学认为，引起本病的原因有内因和外因两方面，一般多为外因触动内因而发病。

(1)内因：肺、脾、肾三脏不足，可导致水液代谢失常，形成病理性痰饮内伏，卫外不固。痰饮是哮喘发病的直接内因，而肺、脾、肾三脏的虚衰则是本病发病的根本原因。

(2)外因：感受风寒等外邪、接触某些物质(如花粉、烟尘等)、过食生冷酸咸、暴受惊骇等，均是引起本病的外因。

3. 辨证分型

(1)寒喘：本证多为外感风寒、形寒饮冷或素体阳虚者，在急性发作阶段的哮喘，表现为喉中哮鸣有声，胸膈满闷，咳痰稀白，畏寒无汗，面色苍白，口不渴或渴喜热饮，小便清长，舌质淡红，苔薄白。治疗应以温肺化痰、平喘降逆为原则。

(2)热喘：本证多为素体阴虚、痰热郁肺者，在急性发作阶段的哮喘。症见喉中哮鸣如吼，胸闷烦躁，咳痰黄稠，渴喜冷饮，小便黄赤，大便秘结，发热面红，舌质红，苔薄黄。治疗清热化痰、平喘降逆。

(3)虚喘：本证是在哮喘缓解期，因哮喘反复发作而导致肺气耗散、脾失健运、肾不纳气，整体气虚之象很明显，表现为咳痰无力，声低气短，动则尤甚，口唇爪甲发绀，舌质淡，苔薄白。虚喘的治疗应以补法为主，健脾补肺。

(三)抚触按摩疗法

1. 主要手法

(1)清肺经 300 次，运内八卦 100 次，按揉掌小横纹 200 次(图 128)。

(2)按揉天突 20 次，揉膻中 100 次，然后向左右分推膻中 50 次。

(3)按揉定喘、肺俞各 1 分钟，拿肩井 10 次。

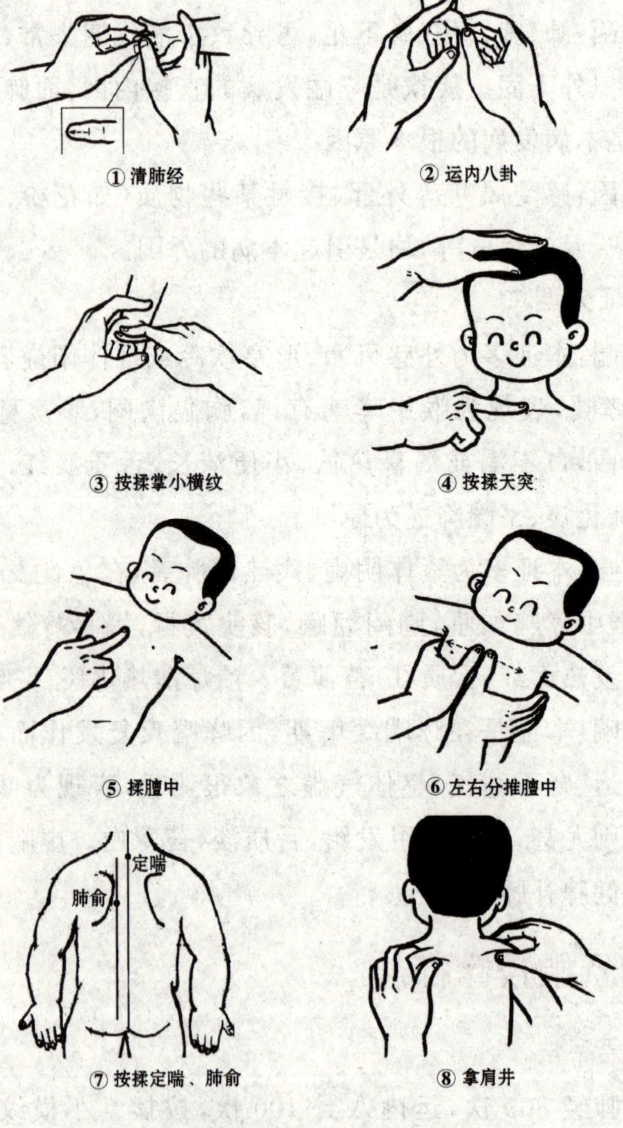

图 128 哮喘主要按摩

2. 随症加减

(1)寒喘:主要手法加推三关、点揉合谷、点揉风池、分推肩胛骨(图 129)。

①推三关 300 次。

②点揉合谷、风池各 10 次。

③分推肩胛骨 100 次。

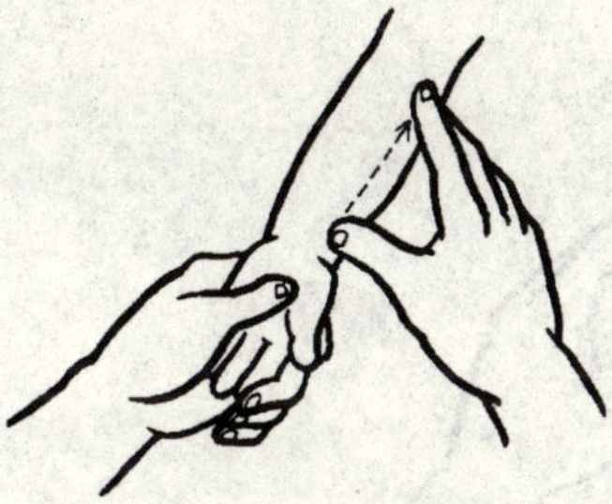

① 推三关

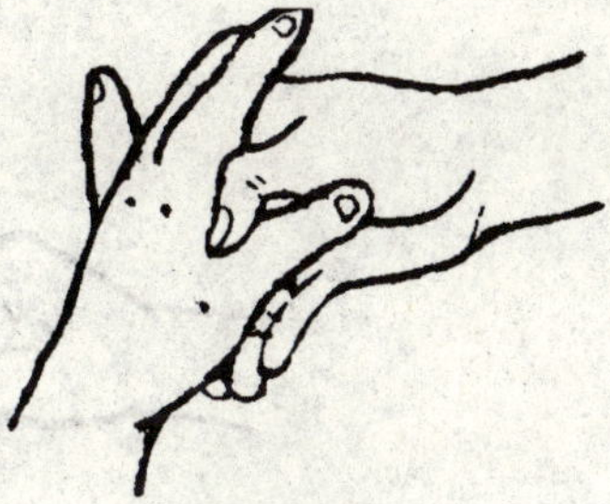

② 点揉合谷

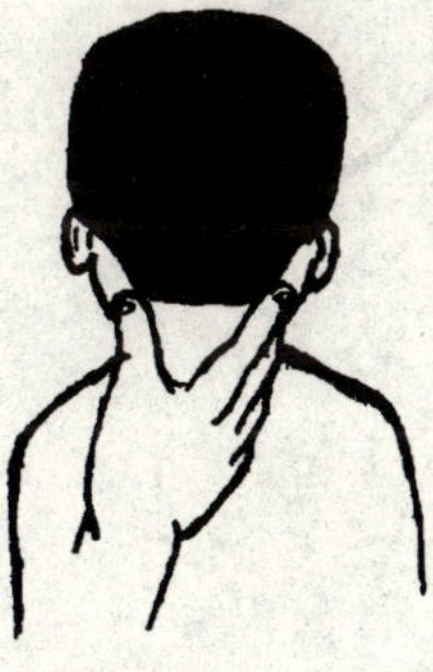

③ 点揉风池

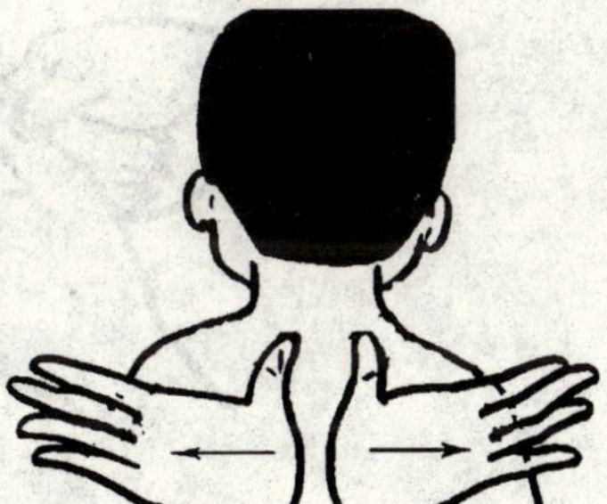

④ 分推肩胛骨

图 129　寒喘按摩

(2)热喘:主要手法加清大肠、推六腑、点揉丰隆(图 130)。

①清大肠 100 次,推六腑 200 次。

②点揉丰隆 2 分钟。

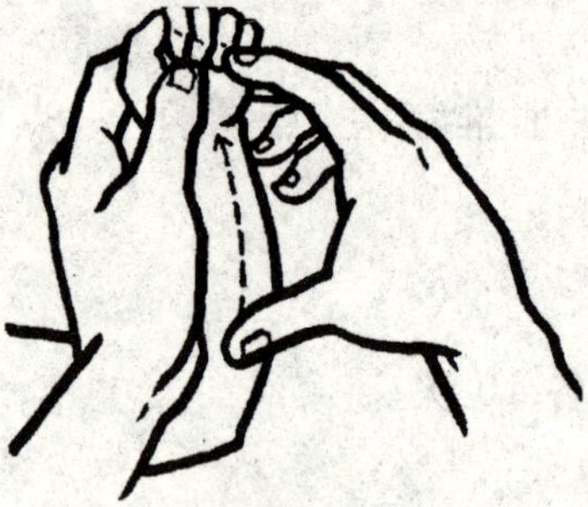

① 清大肠

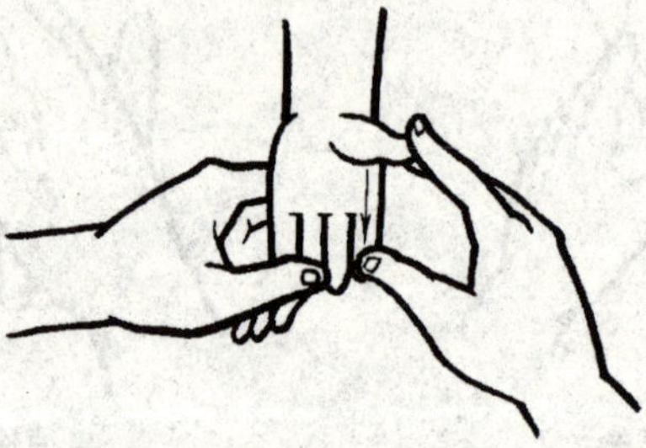

② 推六腑

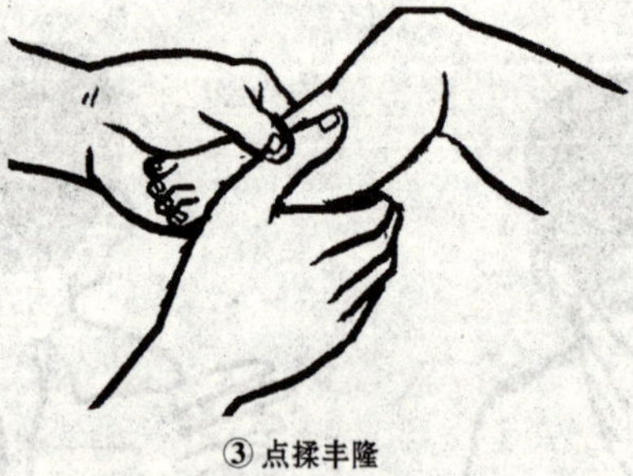

③ 点揉丰隆

图 130　热喘按摩

(3)虚喘：主要手法加补脾经、补肺经、补肾经、按揉关元、三阴交、揉脾俞、肾俞(图 131)。

①补脾经、补肺经、补肾经各 200 次。

②按揉三阴交、关元各 1 分钟。

③揉脾俞、肾俞各 2 分钟。

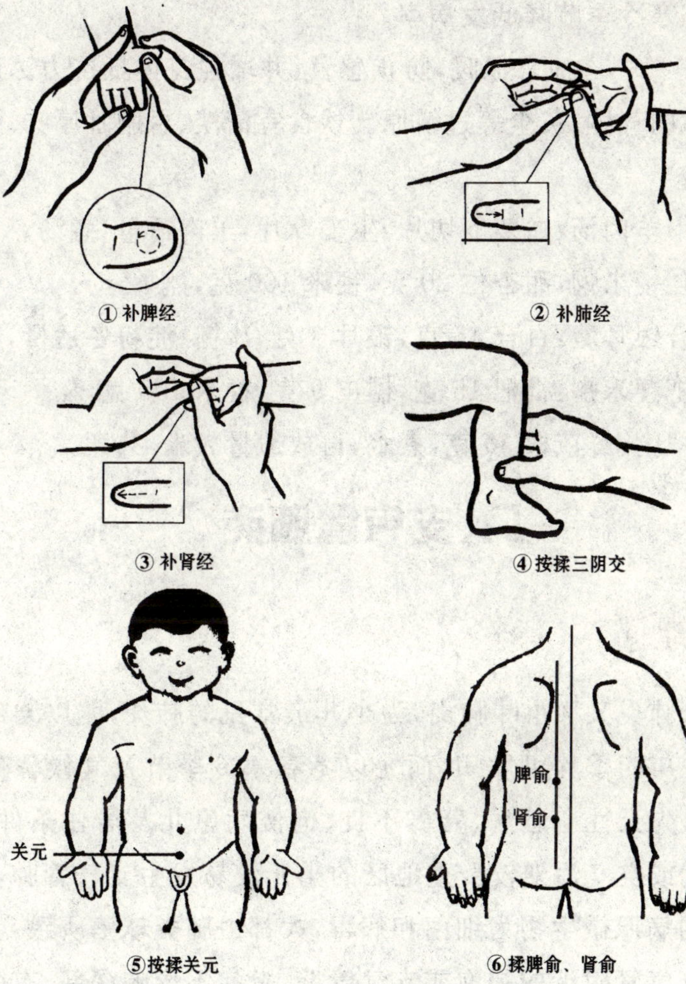

图 131　虚喘按摩

（四）预防调摄

1. 冬病夏治　中医学讲究冬病夏治，既是在疾病相对缓解好转的夏季治疗寒冷季节好发的疾病，可起到事半功倍的效果。在夏季，应当积极调理健运脾胃，杜绝痰饮的发生，从最根本上消除疾病的内因。从而在寒冷季节降低发病率。

2. 起居有节 注意保暖，防止感冒，并增强身体抵抗力。避免接触有刺激性的气体、灰尘等过敏原。饮食宜清淡、忌肥甘厚味。

3. 食疗

(1)萝卜羊肉汤：白萝卜切片，生姜 5 片，羊肉适量，煮汤。

(2)杏仁粳米粥：甜杏仁 20 克，粳米 100 克，熬粥。

(3)百合银耳羹：百合 15 克，银耳 3 克，冰糖、淀粉各适量，共煮。

(4)枇杷粳米粥：枇杷 15 克，橘皮 9 克，粳米 100 克，熬粥。

(5)芦根粥：鲜芦根 30 克，煮水，再放适量大米，共煮。

八、支气管肺炎

(一)概述

支气管肺炎又称小叶肺炎，为小儿最常见的肺炎，尤以婴幼儿为多。本病一年四季均可发病，而尤以冬春寒冷季节及气候骤然变化之时多见。先天性心脏病、营养不良、佝偻病患儿及居住条件差、缺少户外活动或空气污染较严重地区的小儿较易发生支气管肺炎。支气管肺炎的病原微生物为细菌和病毒，大都由肺炎球菌所致，主要病变散布在支气管附近的肺泡或支气管壁，炎症不影响深部，有时小病灶融合成为较大范围的支气管肺炎。

支气管肺炎为全身性疾病，各系统均有症状。病情轻重不一，病初均有急性上呼吸道感染症状。主要临床表现为发热、咳嗽、胸痛或气急、鼻翕、咳痰、呛奶、呕吐、呼吸困难等。重症患儿可表现呼吸浅速，继而呼吸节律不齐，潮式呼吸或叹息样、抽泣样呼吸，呼吸暂停，发绀加剧等呼吸衰竭的症状。

（二）中医学认识

1. 病位 本病病位在肺。各种原因导致肺气失于宣降而致。病位主要在肺，常累及脾，亦可内犯心肝。

2. 病因病机 中医学认为，本病主要属“风温”病的范围。外因为感受外邪，内因则由于小儿肺脏娇嫩或禀赋不足等，以致正气虚弱抗抵抗力差而发病。肺卫不固，风热从肌表口鼻犯肺，以致热郁肺气，蒸液成痰，若病邪进一步内侵，即可发生热入营血和正虚邪陷的变化。

3. 辨证分型

（1）风热犯肺：本证为外感风热之邪，风温初期，表现为发热恶寒、汗少，头痛，口微渴，咳嗽气急，痰黏色白量少，胸胁隐痛，舌边尖红，苔薄黄。治疗应宣肺清热。

（2）痰热壅肺：本证为外邪进一步传里，痰、热相合。表现为高热面赤，倾渴欲饮，咳嗽痰黄而黏，或夹血丝，或为铁锈色痰，胸闷气粗，胸痛，舌质红，苔黄腻。治疗应清热宣肺，涤痰定喘。

（3）热入营血：本证为疾病进一步恶化阶段，邪气内郁化热，热邪内陷心包扰动心神，表现为发热不退，夜间加重，烦躁不安，时而谵语，甚至神志不清，气急，喉中痰鸣，痰中带血，手足抽动，口唇干燥，舌苔焦黄。治疗应清心开窍，平肝息风。

（三）抚触按摩疗法

1. 按摩方法一

（1）主要手法

①清肺经、推六腑各 300 次，推三关 100 次（图 132）。

②分推肩胛骨 100 次，按揉肺俞 1 分钟。

③按揉膻中、丰隆各 2 分钟。

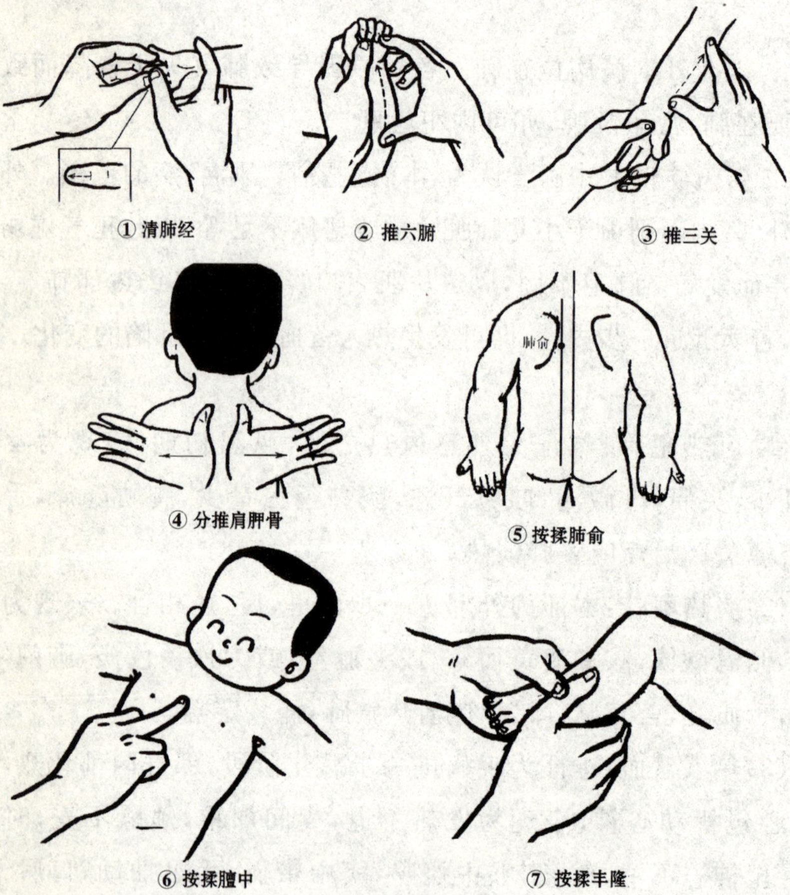

图 132　肺炎按摩(1)

(2)随症加减

①风热犯肺型。常用手法加推太阳、推三关、拿风池、肩井(图 133)。

• 推太阳 30 次，推三关 300 次。

• 拿风池、肩井各 10 次。

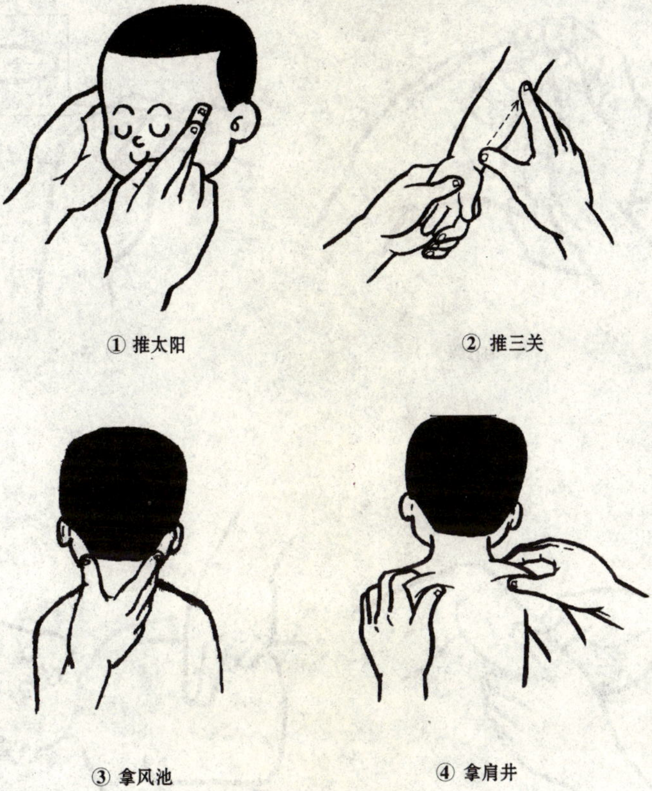

图 133　风热犯肺型肺炎按摩

②痰热壅肺型。常用手法加推六腑、清心经、揉丰隆、揉中脘（图 134）。

- 推六腑 300 次，清心经 100 次。
- 揉丰隆 50 次，揉中脘 3 分钟。

③热入心营型：常用手法加推六腑、清天河水、清心经、清肝经、推涌泉（图 135）。

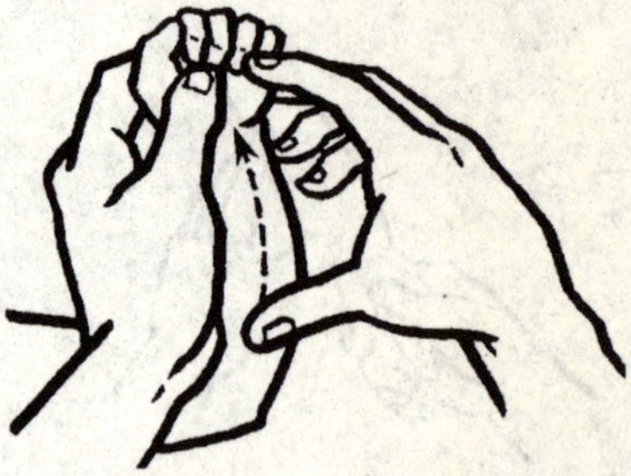

① 推六腑

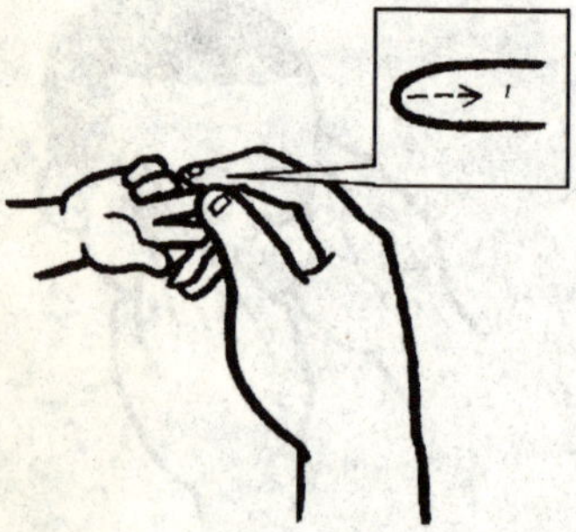

②清心经

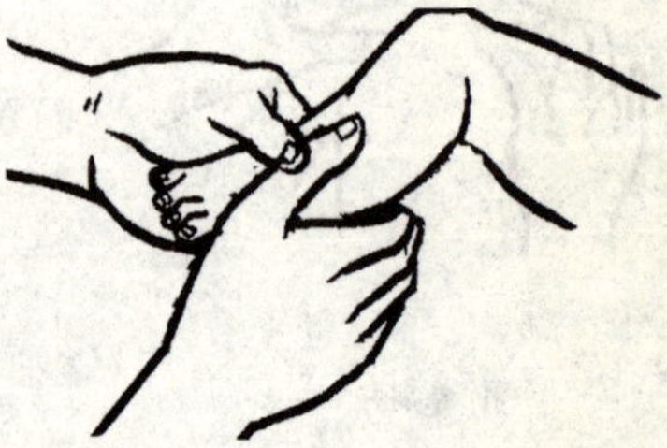

③ 揉丰隆

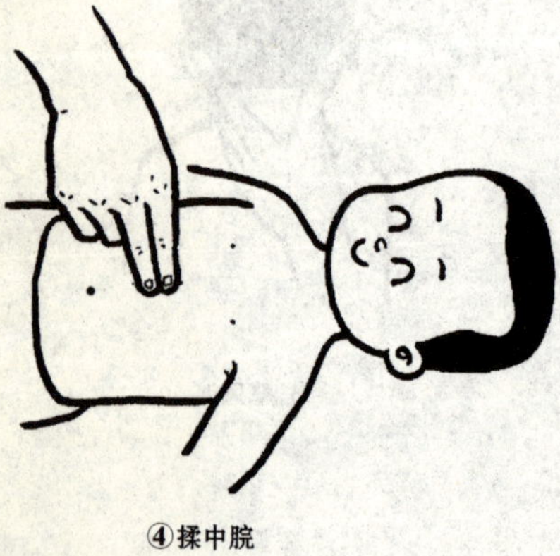

④揉中脘

图 134　痰热壅肺型肺炎按摩

- 推六腑、清天河水各 500 次，清心经、清肝经各 300 次。
- 推涌泉 300 次。

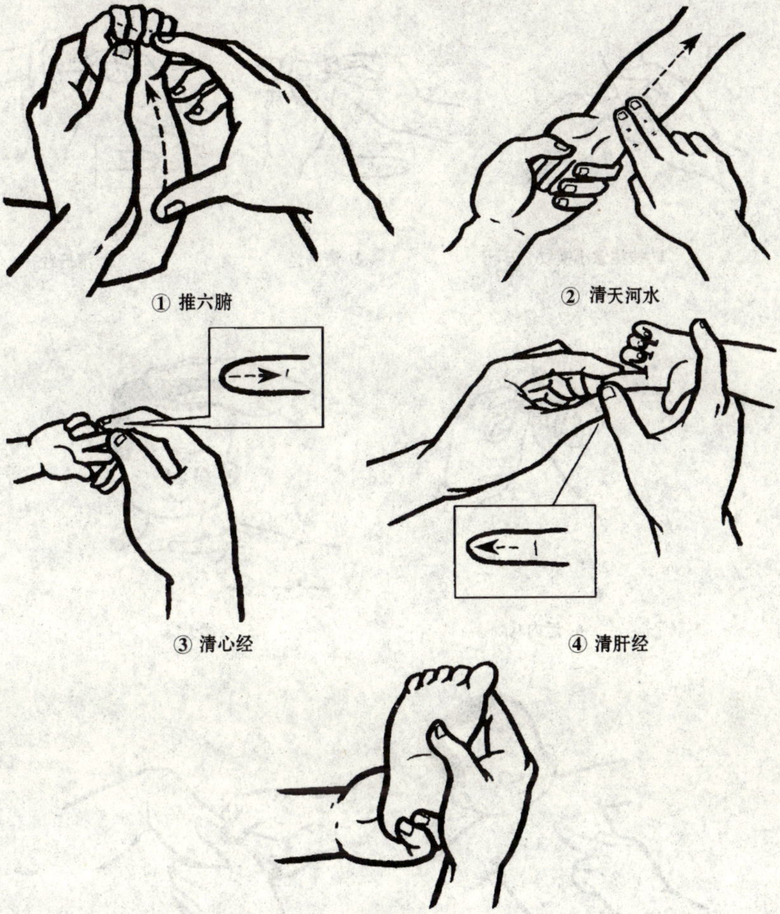

① 推六腑　② 清天河水　③ 清心经　④ 清肝经　⑤ 推涌泉

图 135　热入心营型肺炎按摩

2. 按摩方法二

(1)主要手法

①按揉掌小横纹 200 次(图 136)。

②清肺经、清肝经各 300 次,运内八卦 100 次。

③点揉天突、膻中、丰隆各 1 分钟。

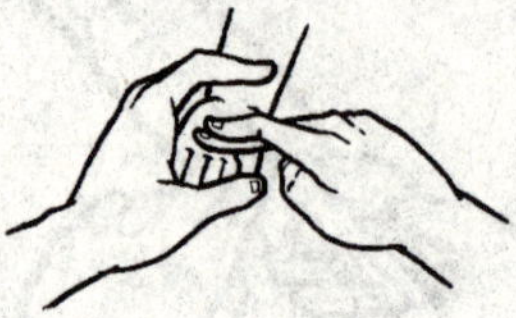

① 按揉掌小横纹

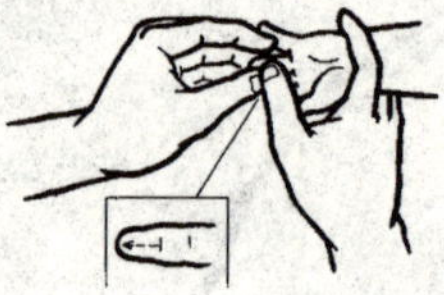

② 清肺经

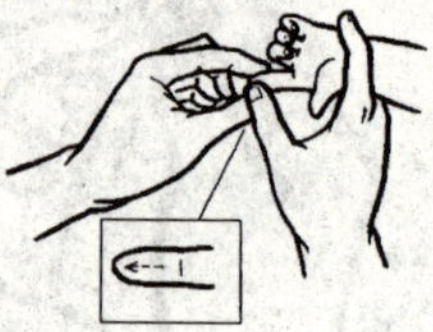

③ 清肝经

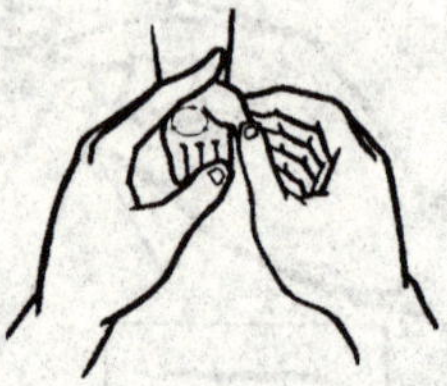

④ 运内八卦

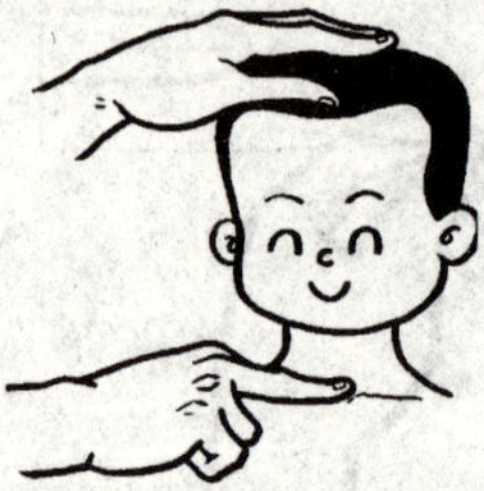

⑤ 点揉天突

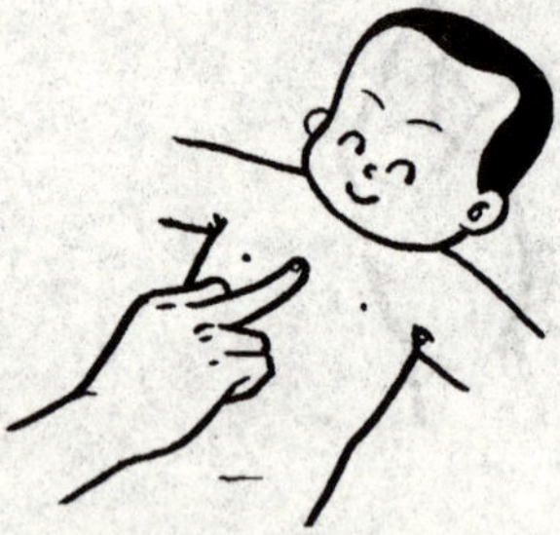

⑥ 点揉膻中

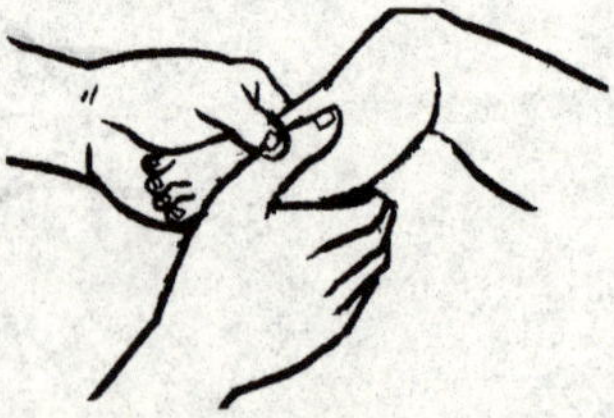

⑦ 点揉丰隆

图 136　肺炎按摩(2)

(2)随症加减

①头痛、鼻塞者,加揉风池 50 次。

②高热不退,可用清热退热按摩法。

(四)贴敷疗法

大黄、芒硝各5克,研末,大蒜捣烂调敷到背部双侧肺俞穴上。可在肺炎迁延不愈时,配合使用。30～60分钟换1次。

(五)预防调摄

1. 增强体质 加强体格锻炼,加强饮食营养,增强小儿体质。在小儿患病后,按摩治疗小儿支气管肺炎主要起辅助作用,本法对轻症患儿有一定疗效。因此重在预防。

2. 加强患儿护理 患儿所住房间要空气新鲜,温度适宜;常协助患儿翻身,保持呼吸道通畅;对重症肺炎患儿必须到医院就诊,以免延误病情,出现危险。

3. 食疗

(1)紫苏粥:在煮熟的小米粥中加入紫苏10克,焖一会儿锅。食用时可加少许冰糖。可在肺炎初期服用。

(2)葱白香菜粥:在煮熟的小米粥中加入切碎的葱白、香菜,一起食用。

(3)西瓜翠衣绿豆粥:西瓜皮(切成丁)200克,绿豆50克。先将绿豆煮熟,加入西瓜皮、小米共煮。食用时可加少许冰糖。可在发热时服用。

(4)水果汁:选用梨、荸荠、西瓜、藕等榨汁,在肺炎病程中小儿都可服用。

九、扁桃体炎

(一)概述

扁桃体炎是咽部扁桃体发生急性或慢性炎症的一种病症,为儿童时期常见病。扁桃体是人体咽部的两个最大的淋巴组织,一般 4～5 岁后逐渐增大,到 12 岁以后开始逐渐萎缩。正常情况下扁桃体能抵抗进入鼻和咽腔里的细菌,对人体起到保护作用,但是、小儿由于身体抵抗力低,加上受凉感冒,就会使扁桃体抵抗细菌的能力减弱,从而导致口腔、咽部、鼻腔以及外界的细菌侵入扁桃体,发生炎症。严重者扁桃体红肿化脓,形成化脓性扁桃体炎、久治不愈可转成慢性扁桃体炎,容易引起肾炎、心脏病、风湿等全身性疾病和鸡胸、漏斗胸。

临床表现为在急性期出现发热头痛,畏寒,幼儿可因高热而引起惊厥,咽痛明显,唾液增多等,严重者可出现张嘴困难。检查时,可见扁桃体红肿,表面有淡黄色或白色的脓点,下颌淋巴结常见肿大。在慢性期表现为咽部和扁桃体潮红,可见黄色分泌物,咽喉疼痛不明显,偶尔有低热及食欲不佳等。

(二)中医学认识

1. 病位 本病病位在肺胃。在经络理论中,咽喉部是手太阴肺经和足阳明胃经循行所过之处。肺胃出现各种病变,都会影响到咽喉部。

2. 病因病机 中医学因其形状似乳头或蚕蛾,故称其为“乳蛾”,主要由于风热邪毒从口鼻而入侵犯肺胃两经,邪毒熏蒸于咽喉遂成本病。或肺胃素有积热,或热毒较甚,灼热肺胃之阴,津液不足,虚火上炎而成，常反复发作。

3. 辨证分型

(1)风热外侵：本证由外感风热引起。症见发热恶寒，咽痛难咽，鼻塞体倦，头身疼痛，咳嗽有痰，舌质红，苔薄黄。治疗应疏风清热为主。

(2)肺胃热盛：本证为实热证，症见高热，口渴引饮，咽痛明显，咳痰黄稠，腹部胀满，口臭流涎，大便秘结，小便黄赤，舌质红，苔黄。本证的治疗以泻法为主，泻热清火。

(3)阴虚火旺：本证由于肺胃阴虚引起，属虚火。症见经常低热，下午较显，咽部发干，轻微咽痛，过量发音或食辛辣后加重，干咳无痰，吞咽有异物感，精神较差，舌质红，舌苔少。治疗应以滋阴清热为主。

(三)抚触按摩疗法

1. 主要手法

(1)清肺经 300 次，清天河水 200 次(图 137)。

(2)用双手拇指以小天心为起始点，同时向两侧做分推，即分阴阳，反复操作 100 次。

(3)患儿俯卧，以掌根直推脊柱两侧的肌肉，以热为度。

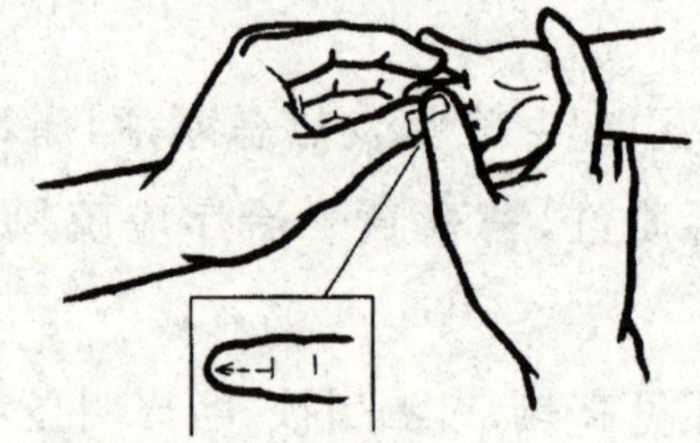

① 清肺经

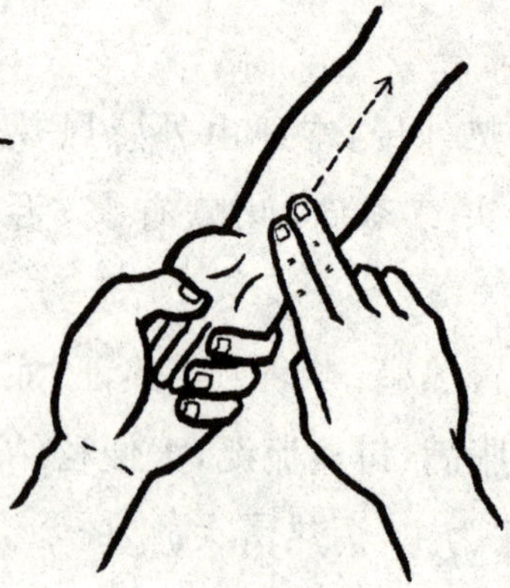

② 清天河水

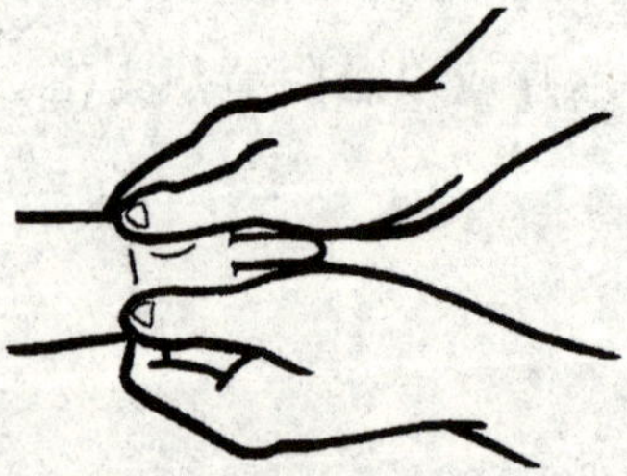

③ 分阴阳

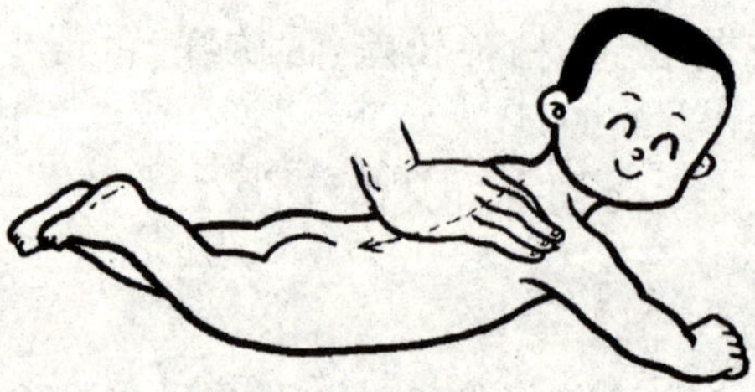

④ 直推脊柱

图 137　扁桃体炎按摩

2. 随症加减

(1)风热外侵型:主要手法加推六腑、按揉大椎、按揉合谷、拿肩井(图 138)。

①推六腑 300 次。

②按揉大椎 300 次。

③按揉合谷 50 次。

④拿肩井 10～20 次。

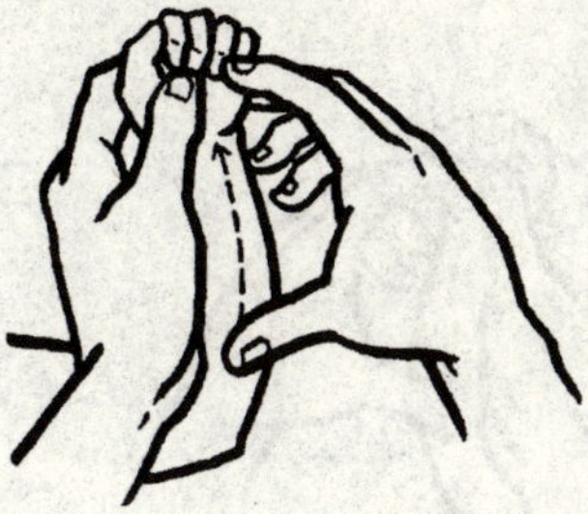

①推六腑

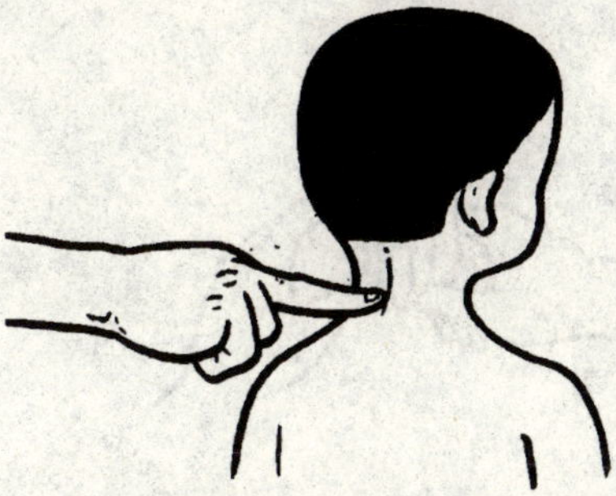

②按揉大椎

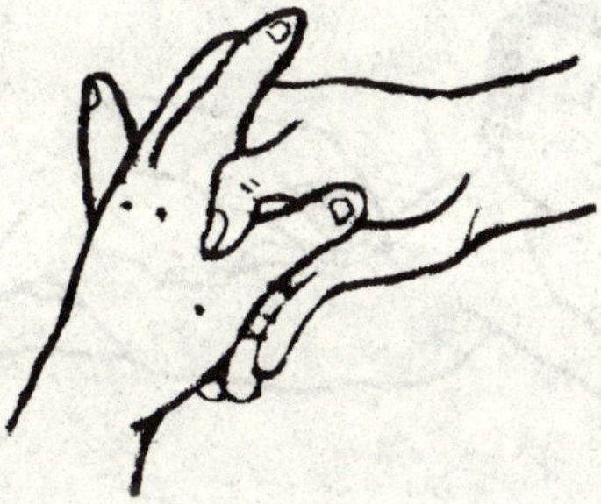

③按揉合谷

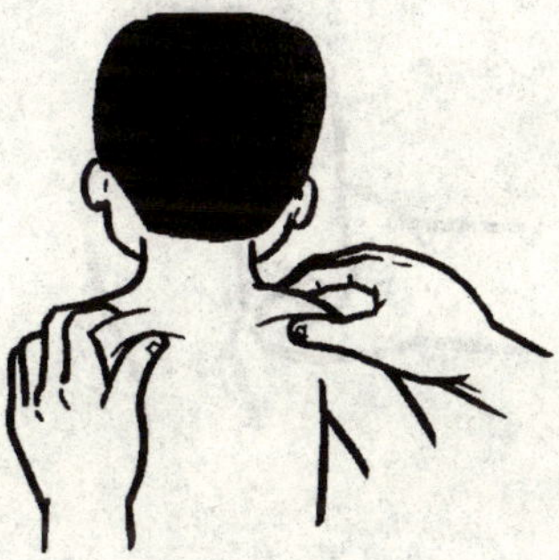

④拿肩井

图 138　风热外侵型扁桃体炎按摩

(2)肺胃热盛型:主要手法加清大肠、推六腑、推涌泉、推下七节骨(图 139)。

①清大肠 300 次,推六腑 300 次。

②推涌泉 300 次。

③推下七节骨 300 次。

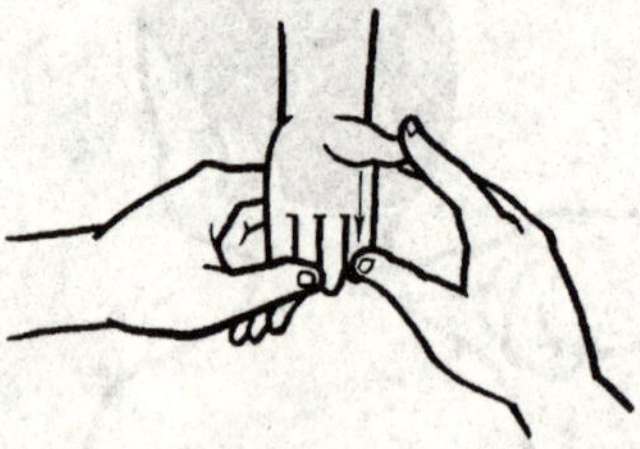

① 清大肠

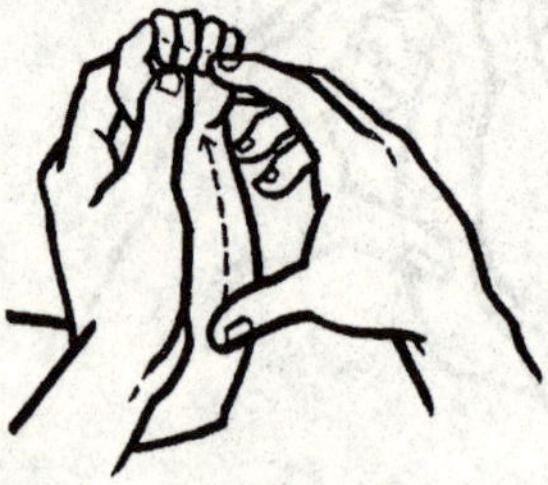

② 推六腑

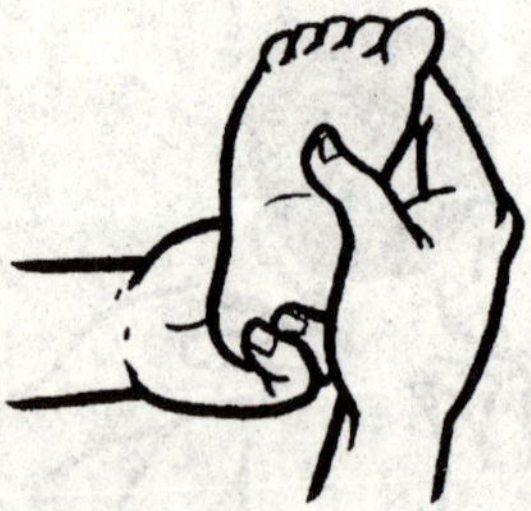

③ 推涌泉

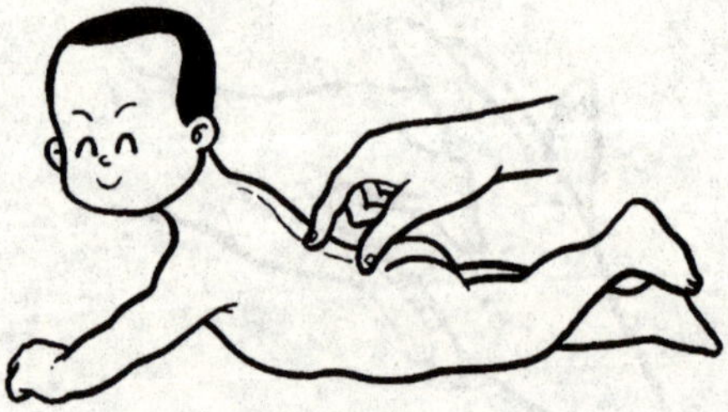

④ 推下七节骨

图 139 肺胃热盛型扁桃体炎按摩

(3)阴虚火旺型：主要手法加补肾经、运内劳宫、推涌泉、按揉肺俞、按揉肾俞(图 140)。

①补肾经 300 次，运内劳宫 30 次。

②推涌泉 300 次。

③按揉肺俞、肾俞各 1 分钟。

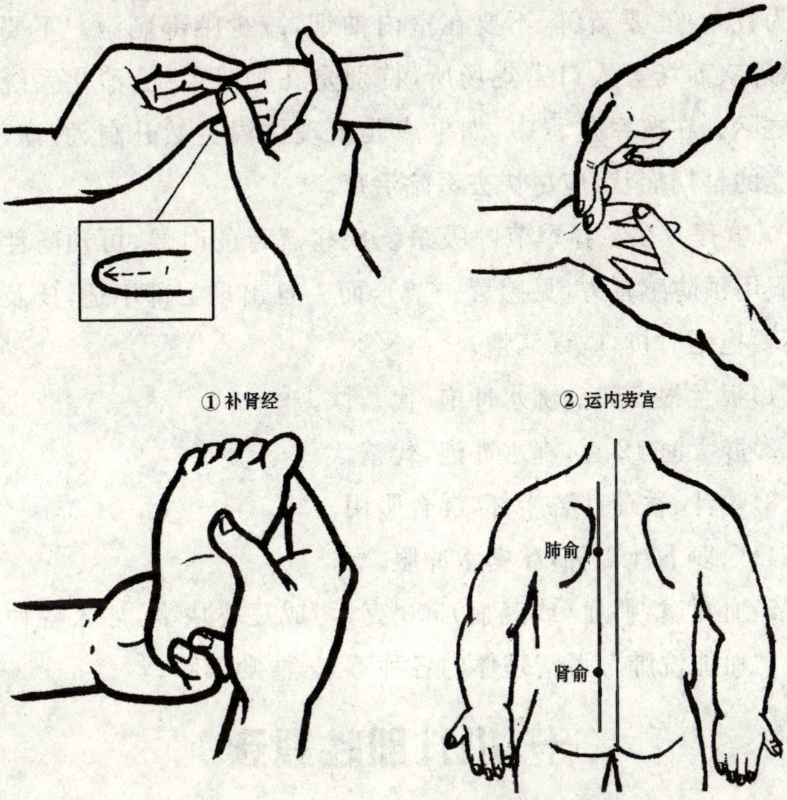

①补肾经　②运内劳宫

③推涌泉　④按揉肺俞、肾俞

图 140　阴虚炎旺型扁桃体炎按摩

(四)预防调摄

1. 增强自身体质　注意加强饮食营养，适当锻炼身体，增强体质，提高机体抵抗力。日常中要注意口腔卫生，多喝开水，或果汁水，以补充体内水分。

2. 加强患儿护理　患儿应注意休息，室内温度不宜过高，以不感觉冷为宜，空气要新鲜，不要在室内抽烟，减少咽部刺激。不要带患儿到影院、商场等人口密集场所，特别是在呼吸系统、消化系统疾病流行之际。在按摩过程中，如果患儿出现体温突然升高、腹痛，或出现休克的早期症状，应尽快去医院治疗。

3. 食疗 在冬春季节呼吸系统疾病流行的时候，可预防性地为小儿服用预防感冒方（见感冒一节），而一旦出现咽部不适，要及时治疗，不要拖延时机，耽误病情。

(1)板兰根 12 克，沸水冲泡，代茶饮。

(2)胖大海 12 克，沸水冲泡，代茶饮。

(3)藕汁、番茄汁各半杯，混合服用。

(4)白萝卜汁 1 杯，冰糖水冲服。

(5)血豆腐：鸭血（或鸡血）500 克，切成豆腐块大，加入各种作料清炒。“血能洗肺”，可清理体内各种毒素，清咽养肺。

十、小儿肌性斜颈

(一)概述

小儿肌性斜颈是指以头向患侧斜、前倾，颜面旋向健侧为其特点。临床上，斜颈除极个别为脊柱畸形引起的骨性斜颈、视力障碍的代偿姿势性斜颈和颈部肌麻痹导致的神经性者外，一般系指先天性肌性斜颈。先天性肌性斜颈为一侧胸锁乳突肌发生纤维性挛缩而形成的一种常见畸形。

本病的病因尚不清楚。可能的原因为局部缺血。胸锁乳突肌血液供应只有一根分支血管自肌肉背部中间进入，血供不丰富，血管痉挛可引起肌肉的缺血性变化，导致肌肉纤维化而出现挛缩。胎位不正、胎头在宫内受异常压迫或胸锁乳突肌遭受过度牵引时，使血管更易受影响。血液循行受阻，引起缺血性改变，最后导致胸锁乳突肌发生挛缩而出现斜颈。也有人认为本病与遗传因素有关。过去认为本病系分娩时产伤出血所致，但找不到支持这一说法的证据，因此基本上被否定。中医学认为，血脉运行不畅，气滞血瘀是发生斜颈的机制。

本病的常见症状为多在出生后数日发现小儿头向一侧倾斜，脸面旋向另一侧。如勉强转动拨正，会引起小儿哭闹，并很快转回原位。检查时，可在一侧胸锁乳突肌中摸到肿块，呈梭形或形状不规则，可随肌肉移动。如摸不到肿块，也可摸到一侧肌肉呈条索状发硬，两侧对比，患侧胸锁乳突肌挛缩变短。病期较久，患侧脸面、眼睛可较健侧为小。严重者还会产生继发性的胸椎侧凸畸形。

(二)抚触按摩疗法

1. 患儿取仰卧位，一手托住患儿颈枕部，用另一手拇指按揉患侧的胸锁乳突肌5分钟(图141)。

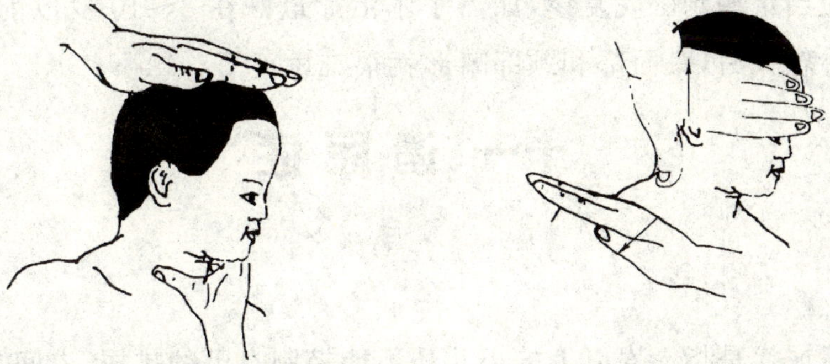

① 按揉胸锁乳突肌　　② 拔伸胸锁乳突肌

图141　小儿肌性斜颈按摩

2. 用拇指、中指、食指仔细拿捏患侧胸锁乳突肌的肿块，稍微加大力量，犹如肿块捏散样，但需与轻揉相交替，以免患儿剧烈哭闹。时间为2分钟。

3. 一手扶住患侧肩部，另一手扶住患儿头顶，使患儿头部渐渐向健侧肩部倾斜，使胸锁乳突肌拉长，反复操作5次。

4. 再用按揉法放松局部5分钟。

(三)预防调摄

本病的病因尚不清楚，因此应当及早发现，及早治疗。目前来说，按摩是一个很好的治疗手段，同时配合局部温热或红外线等理疗，促进血液循环，帮助肿块吸收。在日常生活中，家长给患儿哺乳、怀抱及睡眠时，可以有意使患儿头转向健侧以帮助矫正畸形。

按摩治疗斜颈，一般每日治疗1次，每次不超过15分钟。按摩时，手法要轻柔，用揉、捏手法时要多采用滑石粉等介质以免擦伤患儿皮肤。用拔伸摇晃手法时，宜由轻到重，幅度由小到大，切不可突然用暴力而超出正常生理限度。

应当定期到医院复诊，如需手术治疗最好在8～10岁以前进行，若年龄较大后，头面部和颈部畸形就很难矫正了。

十一、遗尿症

(一)概述

遗尿症是指5岁以上的小儿还不能控制自己的排尿、夜间常尿湿自己的床铺的病症，俗称“尿床”。有些患儿白天有时也有尿湿裤子的现象。至于3岁以下的婴幼儿，由于智力尚未健全，脏腑未充，尚不能自觉控制小便，睡中排尿，属于生理现象；年龄较大的小儿因精神过度紧张，睡前多饮及偶尔尿床者，也不属病态。遗尿症在儿童期较常见，据统计，4岁半时有尿床现象者占儿童的10～20%，9岁时约占5%，而15岁仍尿床者只占2%。本病多见于男孩，男孩与女孩的比例约为2∶1。6～7岁的孩子发病率最高。遗尿症的患儿，多数能在发病数年后自愈，尤其女孩自愈率更高。但也有部分患儿，如未经治疗，症状会持续到成年以后。遗尿症的临床表现主要是在睡眠中不自主的排尿，轻者数夜遗尿1次，重者每夜遗尿1次或数次。有长期遗尿症的患儿，可同时出现面色萎黄，精神不振，智力减退，饮食无味等症状。

排尿是一个复杂的生理过程，是受大脑排尿中枢控制的一种反射性活动。由于各种原因引起的大脑皮质功能紊乱、而造成膀胱随意性排尿功能失调、就会导致遗尿病症的发生。引起遗尿的原因，有些是由于泌尿生殖器官的局部刺激，如包茎、包皮过长、外阴炎、先天性尿道畸形、尿路感染等引起，其次与脊柱裂、癫痫、糖尿病、尿崩症等全身疾病有关。但是，绝大多数儿童遗尿的出现与疾病无关，是出于心理因素或其他各种因素造成的。

1. 遗传因素 本病的家族发病率甚高。国外报道74%的男孩和58%的女孩，其父母双方或单方有遗尿症的历史。单卵双胎同时发生遗尿者较双卵双胎者为多。提示遗传与本病有一定关系。

2. 心理因素 亲人的突然死伤，父母吵闹离异，母子长期隔离，黑夜恐惧受惊，均可导致孩子遗尿。有些孩子自幼没有养成控制小便的习惯和能力，一出现尿床，便受到家长的责备打骂，长期处于过度紧张状态中，每天晚上睡前总要提心吊胆，生怕再次尿床，继而产生自卑心理，使遗尿经久不愈。心理因素不但可促使以往已有控制小便能力的儿童重新发生遗尿，而且还可使少数患儿在发生遗尿后，逐渐形成习惯，有些甚至至成人仍无法改变。

3. 功能性膀胱容量减少 1970年，有人曾经用膀胱内压测量方法研究63名遗尿儿童，发现膀胱容量比预计少30%。1992年，我院对44例遗尿儿童做膀胱B型超声检查，除1例正常外，膀胱容量均不同程度小于正常，平均小于正常50%。

4. 睡眠过深 根据不少家长反应，这类患儿夜间睡眠很深，不易唤醒，唤醒之后，往往还是迷迷糊糊、半醒不醒因此夜间唤醒排尿，在较长的一段时间内相对比较困难。其原因在于睡眠过深，不能接受来自膀胱的尿意而觉醒发生反射性排尿，遂成遗尿。

5. 排尿习惯训练不良 有些患儿使用尿布时间过长，以致自幼就没有养成自己控制排尿的习惯，有的母亲训练幼儿的方法不对，夜间把幼儿唤醒后，让他坐在便盆上边玩边拉尿，最后也没有看看是否已经排尿，就把孩子抱上床。这样幼儿不可能把排尿与坐便盆联系在一起，构成条件反射。因为孩子有时排了尿，有时是坐在便盆上玩，并未排尿，这样反会造成孩子排尿紊乱，不可能形成规律。还有的母亲常在晚上把孩子弄醒强迫排尿，不管孩子如何挣扎、哭闹，反正不排尿就不让孩子离开便盆，这样会使幼儿对排尿产生恐惧、紧张心理，同样不利于培养有规律的排尿习惯。

总之，造成遗尿症的原因除极少数是器质性病变因素外，绝大多数是人为因素及小儿自身心理因素造成的。迄今，虽然尚无足够证据说明，遗尿与儿童的性格之间有明确的关系。但是，遗尿的儿童大多数具有胆小、被动、过于敏感和易于兴奋的性格特点。此外，遗尿患儿可由于遗尿，自己感到不光彩，不愿让别人知道，因此不喜欢与其他孩子多接触，亦不愿参加集体活动，而逐渐形成羞怯、自卑、孤独、内向的性格。

(二)中医学认识

1. 病位　《黄帝内经》中说,“膀胱不约为遗尿”。明确指出本病病位在膀胱。在中医学理论中,尿液的形成和排出与脾的运化、肺的通调水道和肾阳之温化功能密切相关。

2. 病因病机

(1)下元虚寒,失于温养:膀胱气化尿液排出,有赖于肾阳之温养。若小儿因先天禀赋不足,或病后失调,造成肾气不足,下元虚寒,则膀胱虚冷,气不化水,闭藏失职,发生遗尿。

(2)脾肺气虚,膀胱失约:肺主一身之气,通调水道,下输膀胱;脾主运化水湿,升举清气。肺气虚则治节无权,脾气虚则清阳不举,致决渎失司,膀胱不约,尿液自遗。

(3)湿热内蕴,肝火下迫:肝主疏泄,调畅气机,通利三焦。若湿热内蕴,肝郁化火,下迫逼于膀胱,则疏泄失度,制约无能,以至小便自遗。

3. 辨证分型

(1)肾气虚:本证是最多见的一种辨证。表现为睡中遗尿,重者每夜遗尿1～2次,或更多,表情呆板,智力迟钝,肢冷畏寒,腰腿软弱无力,小便色清量多,舌质淡,苔薄白。治疗以补肾气为主。

(2)脾肺气虚:本证气虚之象明显,表现为睡中遗尿,平时排尿次数增多而每次排尿量减少,精神疲倦,形体消瘦,食欲缺乏,大便清稀,舌质淡,苔薄白。治疗要补脾益肺。

(3)肝经湿热:本证各种原因导致肝经湿热,表现为睡中遗尿,尿频而短涩,尿色黄,性情急躁,面色红赤,舌边尖红,苔薄黄。治疗要清利肝经湿热。

(三)抚触按摩疗法

1. 按摩方法一

(1)主要手法:按揉气海、关元,点揉中极,推七节骨,按揉太溪、三阴交(图 142)。

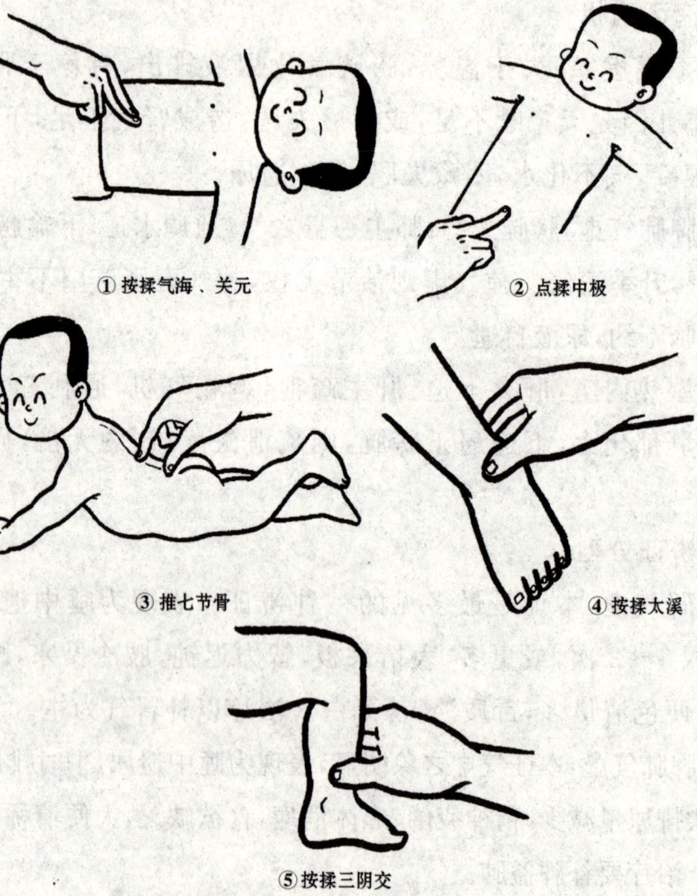

图 142 遗尿症按摩(1)

①患儿仰卧，用食指、中指逆时针按揉气海、关元各 5 分钟，然后用中指点揉中极 1 分钟。

②一手固定患儿，用另一手小鱼际自下向上推七节骨，至局部有温热感为宜。

③按揉太溪、三阴交各 1 分钟。

(2)随症加减

①肾气虚型。主要手法加补肾经、按揉肾俞、命门(图 143)。

- 补肾经 300 次。
- 按揉肾俞、命门各 1 分钟。

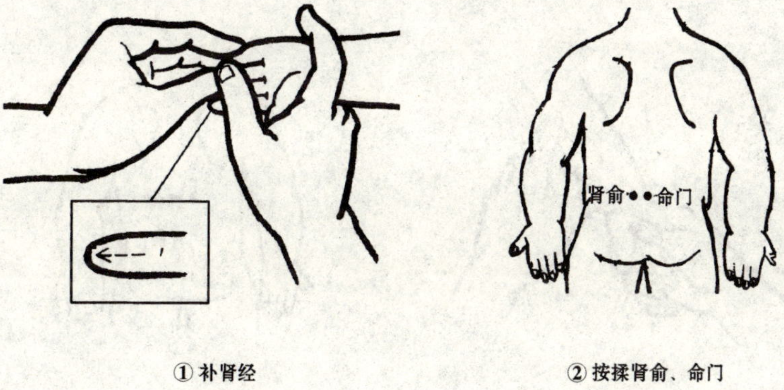

图 143　肾气虚型遗尿按摩

②脾肺气虚型。主要手法加补脾经、补肺经、推三关、按揉脾俞、按揉肾俞(图 144)。

- 补脾经、补肺经各 300 次。
- 推三关 300 次。
- 按揉脾俞、肾俞各 1 分钟。

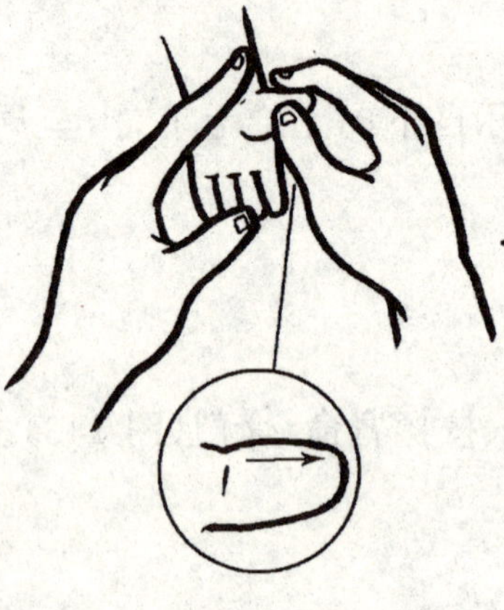

① 补脾经

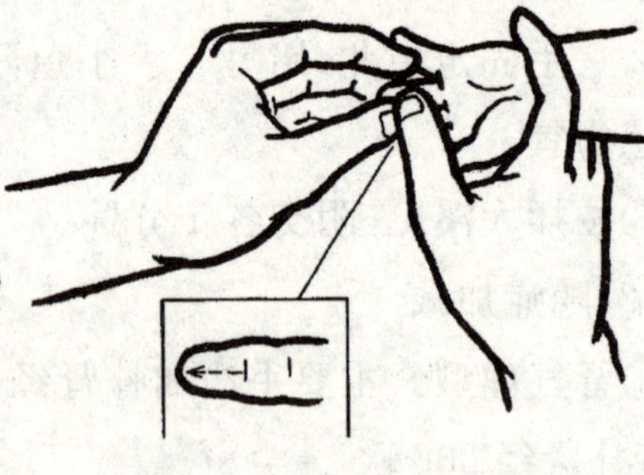

② 补肺经

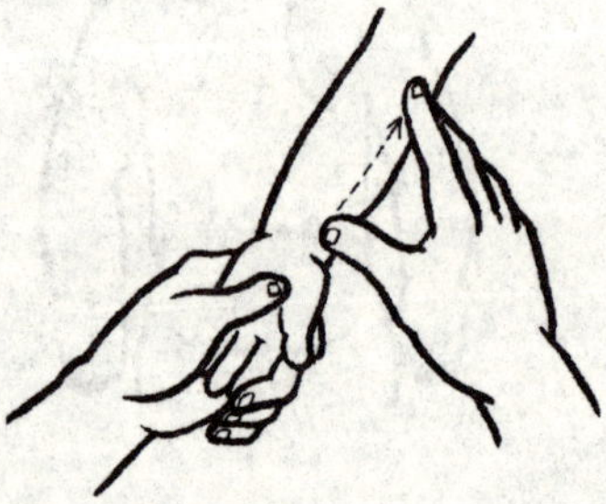

③ 推三关

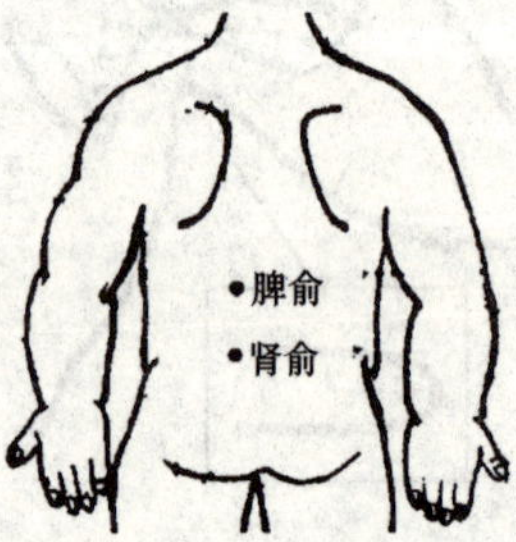

④ 按揉脾俞、肾俞

图 144　脾肺气虚型遗尿按摩

③肝经湿热型。主要手法加清肝经、清小肠、清天河水、按揉肝俞、按揉小肠俞、按揉心俞(图 145)。

- 清肝经、清小肠各 300 次。
- 清天河水 100 次。
- 按揉肺俞、肝俞、小肠俞各 1 分钟。

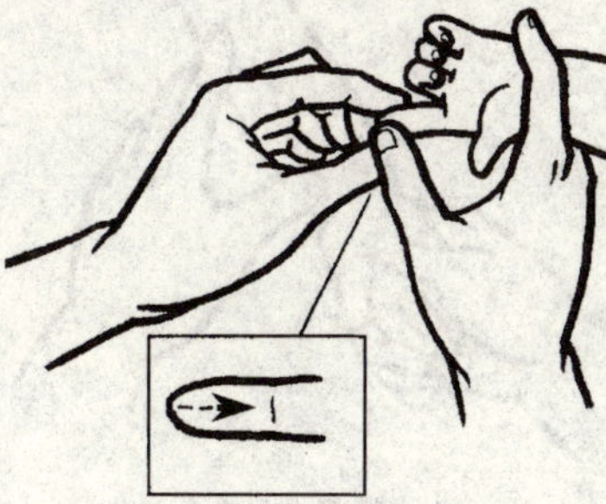

①清肝经

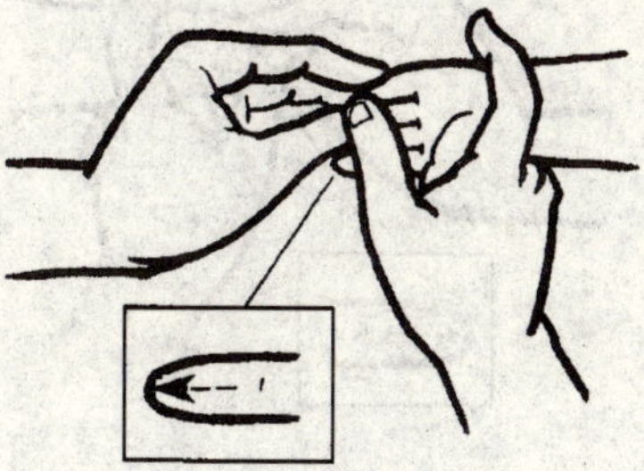

②清小肠

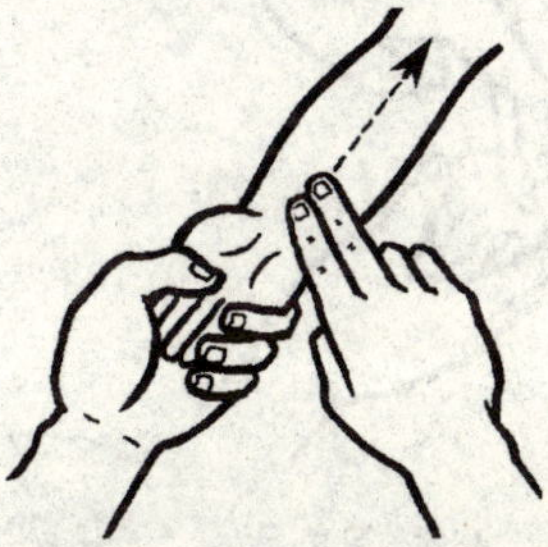

③清天河水

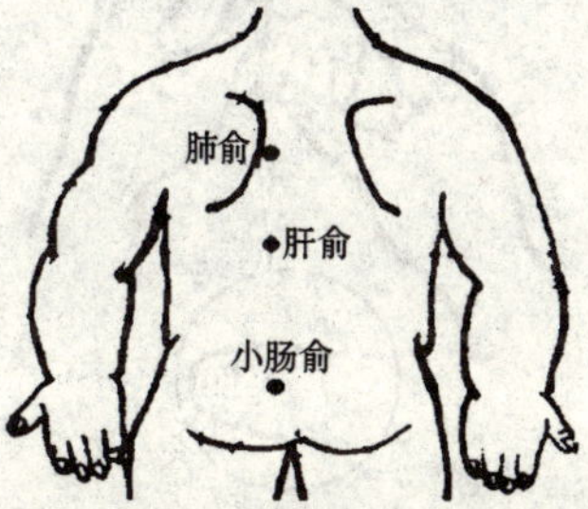

④按揉肺俞、肝俞、小肠俞

图 145　肝经湿热型遗尿按摩

2. 按摩方法二

(1)患儿扶抱或卧位,推脾经、推三关各 300 次(图 146)。

(2)拿住患儿小指,先推肾经 300 次,然后在小指的第二指关节掌侧横纹中点处(即所谓夜尿点)掐 10 次。

(3)拿住患儿手背,揉外劳宫 300 次。

(4)患儿仰卧,摩中脘,5 分钟。

(5)按揉三阴交 2 分钟。

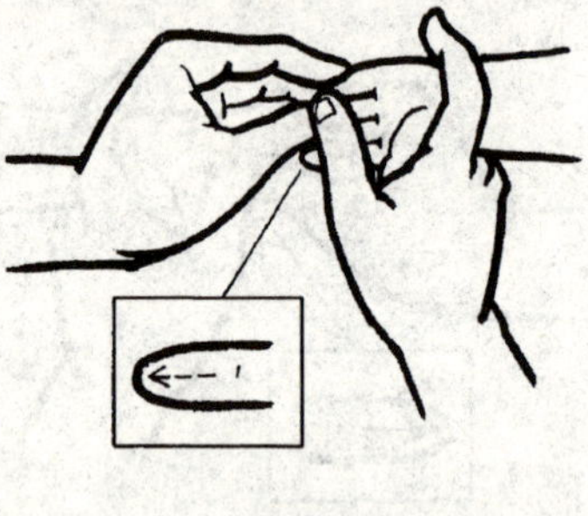

① 推脾经

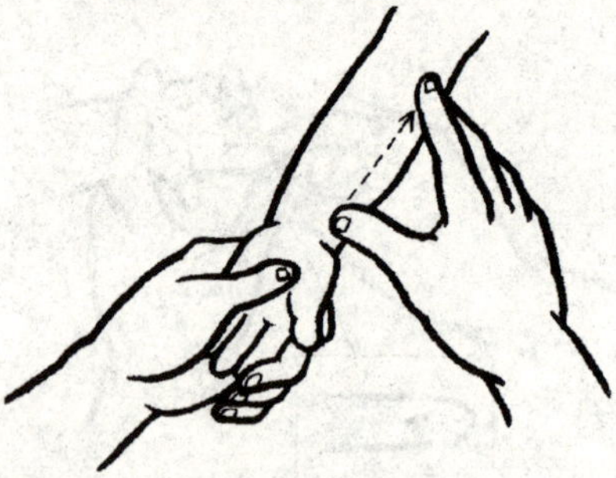

② 推三关

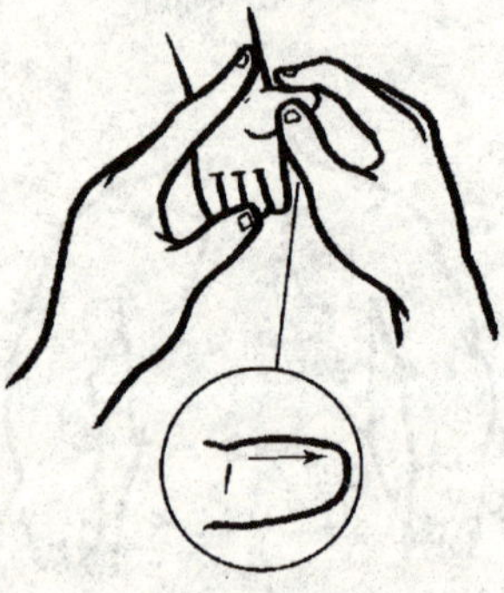

③ 推肾经

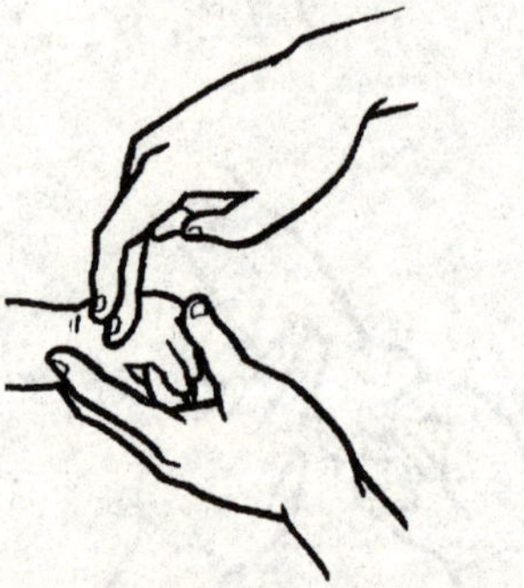

④ 揉外劳宫

图 146　遗尿症按摩(2)

(四)预防调摄

1. 建立合理的生活制度　应该使孩子的生活、饮食起居有规律。应避免孩子白天过度疲劳及精神紧张。

(1)应使孩子养成坚持睡午觉的习惯，以免夜间睡得太熟，不易被大人唤醒起床排尿。

(2)应养成孩子按时睡眠的习惯，睡前家长不可逗孩子，不可让孩子兴奋，不可让孩子剧烈活动，不可看惊险紧张的影视片，以免使孩子过度兴奋。

(3)要养成孩子每天睡前把小便排干净彻底的习惯,以使膀胱里的尿液排空。有条件的家庭,应尽可能在临睡之前给孩子洗澡,使其能舒适入睡,这样可减少尿床。

2. 加强患儿的生活护理

(1)每天下午4时以后少饮水,晚饭最好少吃流质,宜偏咸偏干些,临睡前不要喝水(夏天除外),也不宜吃西瓜、橘子、生梨等水果及牛奶,以减少夜里膀胱的贮尿量。

(2)孩子睡觉的被褥要干净、暖和,尿湿之后应及时更换,不要让孩子睡在潮湿的被褥里,这样会使孩子更易尿床。

(3)按摩治疗要每天进行1次,连续按摩5～10次后,如已不遗,还应再按摩数次以巩固疗效。

3. 父母的心理支持和鼓励 在日常生活中,面对孩子一次又一次的遗尿行为,很多父母往往失去耐心,甚至因为徒增许多家务劳动而怒火中烧,对孩子采取粗暴打骂的态度。必须指出,遗尿本身就可使患儿害羞、焦虑、恐惧及畏缩。如果家长不顾及患儿的自尊心,采用打骂、威胁、惩罚、讥笑的手段,会使患儿更加委屈和忧郁,加重心理负担,症状不但不会减轻,反会要加重。所以,心理学家指出,对待遗尿症的患儿,只能在安慰及鼓励的情况下进行治疗,这一点甚为重要,是治疗成败的先决条件。所以,父母一定要先调整好自己的心理状态,要在精神上给予孩子鼓励,帮助孩子树立起遗尿一定能治疗好的信心。

4. 进行膀胱的功能锻炼 可在白天让小儿多多饮水,然后有意控制排尿,不断延长两次排尿的间隔时间;也可在每次排尿的过程中,控制停止排尿,坚持数秒钟,然后再排尽尿液,这样对膀胱括约肌进行功能锻炼。

5. 预防性抚触按摩 经常用培元固本按摩法为小儿进行按摩,

可补益脾肾，预防遗尿的发生。

6. 食疗　遗尿症除以上预防治疗手段外，还可采用食疗的方法。可多食用一些豆类、新鲜蔬菜及具有平和的温补脾肾功效的食物。应少进汤食，适当限制水液的摄入。

(1)桑螵蛸，水煎或研末服用，每次 6 克，每日 3 次。

(2)新鲜板栗，糖炒或蒸煮食用。

(3)山药、桂圆适量，与小米煮粥服用。

(4)芡实 30 克，与粳米适量，煮粥。

(5)芡实 30 克，炒黄，研末服用。

(6)生葵花子，可经常剥壳食用。

(7)炒韭菜花，可做日常菜肴。

(8)韭菜子 9 克，研末服用。

十二、小儿多动症

(一)概述

小儿多动症是一种常见的小儿心理疾病，一般智力正常，但存在与其实际年龄和心理生理发育阶段明显不相称的注意力涣散、活动过多、冲动任性、自控能力差等表现，严重影响着小儿的正常发展。患儿最突出的症状不是多动，而是注意力集中困难，因此美国学者从 1979 年起，就把小儿多动症改称“注意缺陷症”，而小儿多动症的命名也一直沿用至今。

本病的发病率为 3%，男孩为女孩的 4～9 倍。

1. 病因

(1)家教及生活环境因素：由于教育方法不当及早期教育智力开

发过量，使外界环境的压力远远超过了孩子力所能及的程度，是造成小儿注意力涣散、多动的原因。国内资料表明，在患儿不良的家教方式中，“严格管教型”占61.7%，“放任自流型”占3.5%，“娇惯溺爱型”占7.05%。国外亦有学者认为，不良的家教方式会使患儿症状出现，或者使症状加重。

研究发现，食物中的人工染料等各种添加剂，及含铅量过度的饮食(不一定达到中毒程度)，也可导致多动。

(2)脑神经递质数量不足：有人认为，多动症的发生，可能是由于脑神经递质数量不足，信息不能及时传递而造成的一种病态。脑内神经递质浓度降低，可降低中枢神经系统的抑制活动，使孩子动作增多。

(3)脑组织器质性损害：由于母亲孕期疾病、分娩过程异常或出生后1～2年中枢神经系统有感染等，使小儿脑组织受到器质性损害，额叶或尾状核功能障碍，导致小儿多动症的发生。

(4)遗传因素：多动症也与遗传因素有关，大约40%的患儿父母、同胞和其他亲属，在童年时期也患过此病。

2. 临床表现

(1)活动过多：总是爬上爬下，不能静坐。上课不能安静听课，下地走动，叫喊或讲话，引逗旁人，影响课堂秩序。小动作不停，如咬铅笔、咬指甲、咬衣角等。在家时则到处奔跑，活动不停，想干什么就马上干什么，乱翻东西，对图书、玩具等毫不爱惜，片刻也难于安静。

(2)注意力不集中：特别是上课时不能专心听讲，注意力涣散，易受环境干扰而分心，在课堂东张西望，心不在焉或凝神发呆。平时对作业记不住，并粗心大意，边做边玩，随便涂改，拖拖拉拉不能完成作业。轻症患儿，当他们感到有兴趣活动，如看电视、听广播故事时尚能集中注意。

(3)任性冲动、情绪不稳：表现为幼稚任性，克制力差，易激怒或冲动。情绪不稳，为了一些小事就喊叫或哭闹，脾气暴躁，常根据瞬间冲动行事，不考虑后果，可能突然做出一些危险举动及破坏行为。

(4)学习困难：本症患儿大多智力不低，但由于好动贪玩，注意力不集中，以致学习困难、成绩不好，需经常严格督促他们学习，尽管如此学习效果还是不够理想，甚至多数功课不及格。部分患儿可有种种认知功能障碍，如临摹图画作业困难，阅读、拼音及书写困难；或有视觉功能障碍，分不清左右，将“6”读成“9”，把“D”看成“B”；或有空间定位障碍，如文字倒读、反写字等；或伴随构音障碍，口吃、言语表达能力差、词汇贫乏、抽象综合能力差。

(5)行为问题和适应困难：行为问题不少，如说谎、逃学、好挑起殴斗、惹是生非、偷窃等。或在外游荡不回家，养成坏习惯。由于行为问题及学习不好，因而适应学校生活困难。不易教育和管理，不遵守纪律，干扰别人。影响较大的患儿往往与别人相处不融洽，不讲礼貌，欺侮弱小，惹人讨厌，因此朋友少。

(6)难以做到眼手协调和保持平衡，特别是在涂色、剪纸、系扣子等活动中明显感到困难，控制力差。

(二)中医学认识

1. 病位 本症依然从中医学肝脏的角度来认识。《黄帝内经》中说：“心藏神，肺藏魄，肝藏魂，脾藏意，肾藏志。”说明人的情绪变化与内脏密切相关。这其中，情志与肝脏生理功能的变化关系影响最大。“百病生于气也”，气机不畅，气血不和，则百病变化而生矣。

2. 病因病机 长期压抑紧张的情绪影响肝脏的生发条达，气机失调，瘀滞化火，或饮食偏嗜，入内化火，耗伤阴液，阴虚阳亢，虚火内扰等，出现躁动不安，心绪不宁，注意力难集中等诸多症状。

（三）抚触按摩疗法

孩子从一出生，父母就应该给他们一个宽松、民主的生活环境，让孩子能够健康快乐地成长。但现在很多父母给予了孩子太大的压力，使他们生活在一个紧张的空气氛围中，严重阻碍了孩子正常的心理发展，最终导致了各种心理疾病的发生。因此，建议年轻的父母早期教育要适度，采用民主和谐的家教方式，多给予孩子关爱，而不是实行高压政策。

在新生儿时期就应该形成抚触按摩的日常习惯，多同孩子进行交流，让孩子感到放松，感到父母无私的爱。宽松和谐的成长氛围会有效预防小儿多动症的发生。在小儿出现多动症迹象时，父母应及时寻找自己的原因，纠正自己不良的家教方式，同时可给予小儿以下按摩，也可结合醒脑益智按摩法（图 147）。清肝经 300 次，清心经 300 次，补肾经 500 次，按弦走搓摩法按摩 5 分钟。

（四）日常调摄

多动症应该早发现、早治疗。若顺其自然，部分患儿可随年龄的增长而自愈，多数患儿症状可延续至成年。多动症的治疗必须使患儿、家长、教师和医生四方面密切配合，采用药物疗法、行为疗法等。其中，家长要重点进行教育，不责备、歧视、打骂孩子，切合实际地进行教育，加强集中注意力的培养，养成有规律的生活习惯，并在日常生活中引导孩子将过多的精力发挥出来。在日常饮食中，少食含酪氨酸、水杨酸盐的食物，如挂面、糕点等，少食色素、调味品、含铅铝的食品，而应多进食含锌、铁丰富的食物。

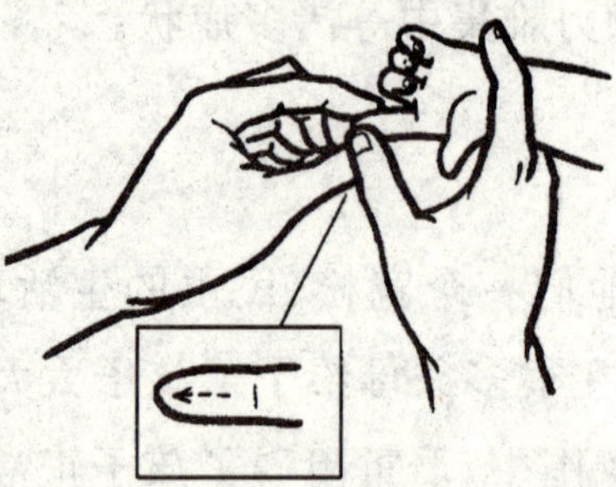

① 清肝经

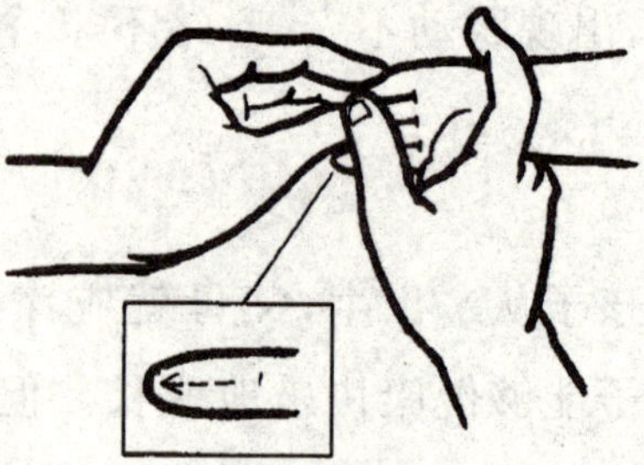

② 清心经

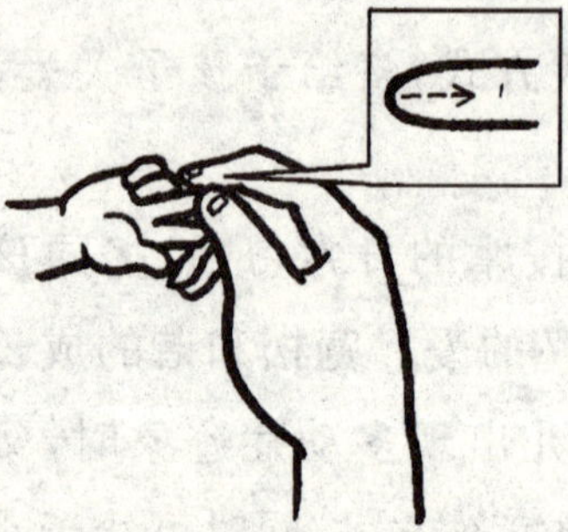

③ 补肾经

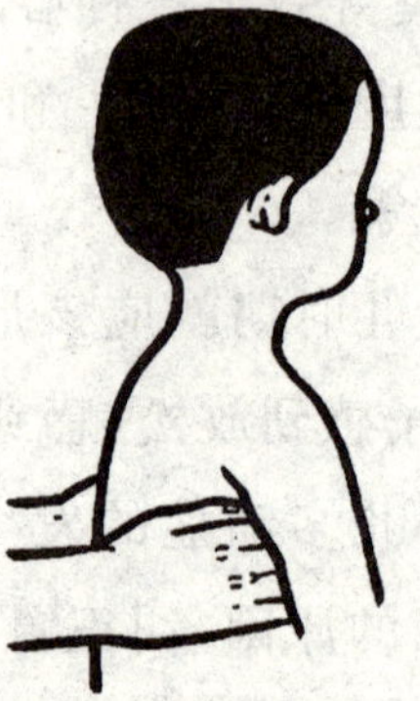

④ 按弦走搓摩法

图 147　小儿多动症按摩

十三、进行性肌营养不良

(一)概述

进行性肌营养不良是一组遗传性骨骼肌退行性变性疾病。可分为多种类型，以假性肥大型在小儿中最多见，可有家族发病史，多属隐性遗传。起病最小年龄为 1 岁，一般多在 3 岁左右或稍大发现症状。现代医学认为本病的病因尚不明了，而遗传因素在本组疾病中起重要作用。目前细胞膜学说较受重视，即基因的缺陷或某种酶的先天缺陷，使肌细胞膜的结构发生变化，最后导致肌纤维的变性坏死等病理变化。

本病的常见症状为患儿走路步态不稳，上半身向左右摆动，呈“鸭子步”，容易跌倒，爬楼梯困难。患儿由仰卧位爬起到站立位时，先转为俯卧位，用双手支起上半身呈爬跪姿势，继而两膝伸直，以双手双腿共同支持躯体，然后两手依次扶其膝盖、逐步上移到大腿而站起。呈现特殊的起立姿势。小腿肚和肩部的三角肌出现假性肥大。患儿最终因肌肉萎缩，不能行走，最后并发营养不良、呼吸道感染或心力衰竭而死亡。

(二)中医学认识

1. 病因病机 中医学认为，本病属“痿证”之范畴，其病因有外感和内伤之不同。若小儿先天禀赋不足，或素本脾胃虚弱，或久病致虚，加上外感风热暑湿之邪，使肌肉筋脉失养，气血不通而发为本病。脾主肌肉四肢，本病病根在脾，而与肺、肝、肾等多脏密切相关。

2. 辨证分型

(1)肺热伤筋：症见肢体萎软无力，发热，口渴咽干，皮肤干燥，咳嗽无痰，大便干结，小便短赤，舌质红，苔薄黄。治疗要清肺热，理筋。

(2)湿热浸淫：本证为湿热下注，症见两下肢萎软无力，沉重麻木，胸部胀满，渴不喜饮，面色发黄，喜冷恶热，小便不畅，灼热疼痛，舌质红，苔黄腻。治疗要清热利湿，理筋。

(3)脾胃虚弱：症见四肢萎软无力，或见双侧小腿肚肥大，面色萎黄，食欲缺乏，疲倦乏力，大便溏薄，四肢欠温，舌质淡，苔薄白。治疗要补益脾胃。

(4)肝肾亏损：症见起病较缓，病程较长，肢体萎软无力，腰膝酸软，头晕耳鸣，或遗尿，舌质红，少苔。治疗应滋补肝肾，添精益髓。

(三)抚触按摩疗法

1. 按摩方法一

(1)主要手法

①患儿俯卧位，以拇指顺脊柱由上而下点揉，反复操作1～3分钟。

②患儿侧卧位，以拇指和其余四指相对拿揉一侧臀部，沿大腿外侧经膝部至小腿外侧，以髋关节和膝关节作为重点治疗部位。然后再操作另一侧，时间为1～3分钟。

③患儿仰卧位，以拿揉法沿大腿前面，向下至踝关节及足背部治疗，两侧交替进行，重点在梁丘、足三里、解溪(图148)。同时配合髋关节、膝关节和踝关节的被动屈伸活动。如此反复操作1～3分钟。

④以指按揉肩髃、曲池、合谷、委中、承山(图148)各1分钟。

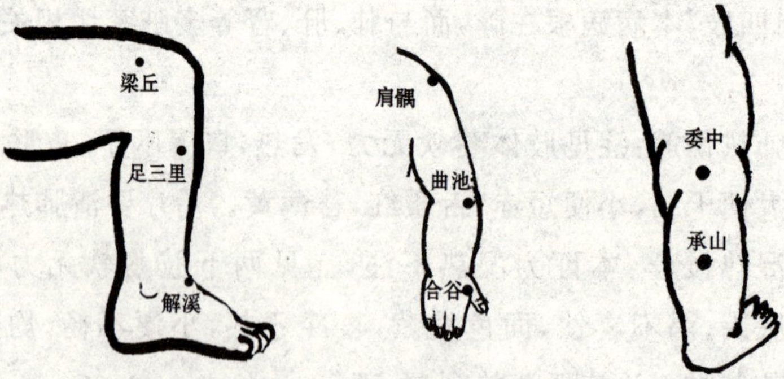

① 揉梁丘、足三里、解溪　② 揉肩髃、曲池、合谷　③ 揉委中、承山

图148　进行性肌营养不良按摩

(2)随症加减

①肺热伤津型。常用手法加清肺经、清大肠、清小肠、推六腑、指

点揉大椎、掌横擦肩背部（图 149）。

- 清肺经 200 次，清大肠 300 次。
- 清小肠 100 次，推六腑 200 次。
- 以指点揉大椎 1 分钟。
- 以掌横擦肩背部，以透热为度。

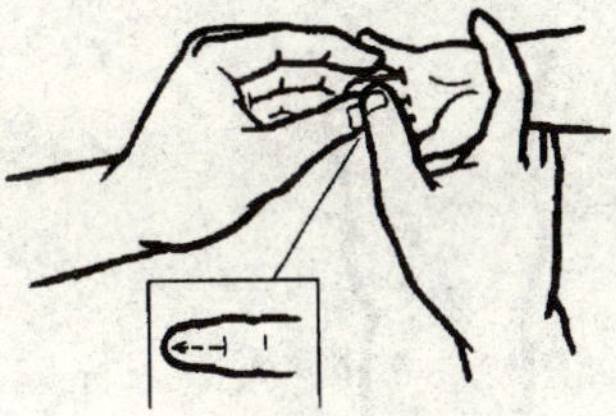

① 清肺经

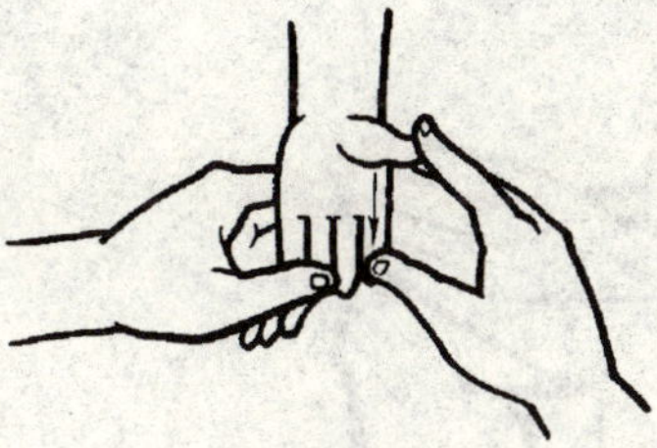

② 清大肠

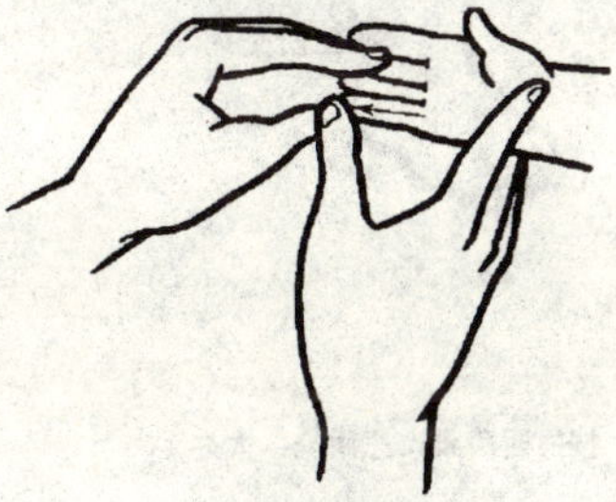

③ 清小肠

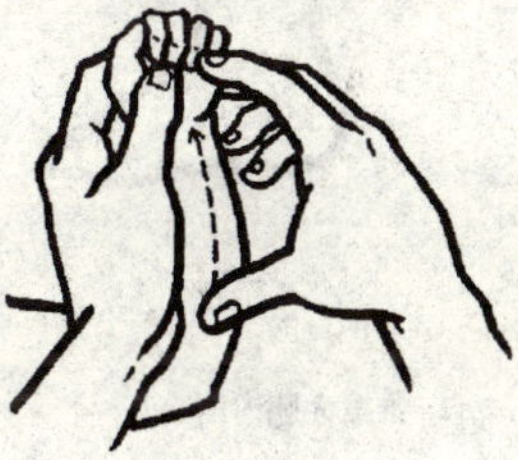

④ 推六腑

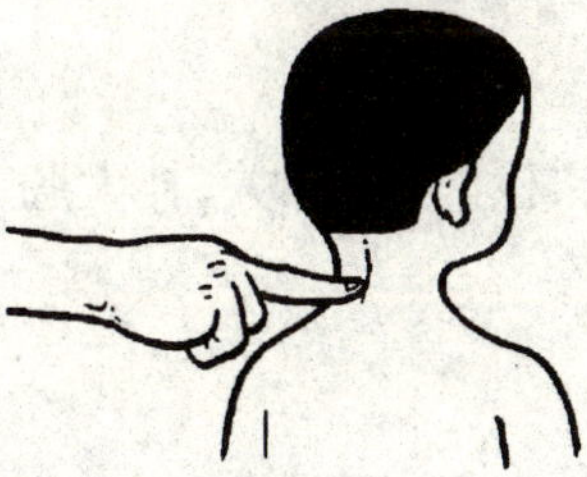

⑤ 点揉大椎

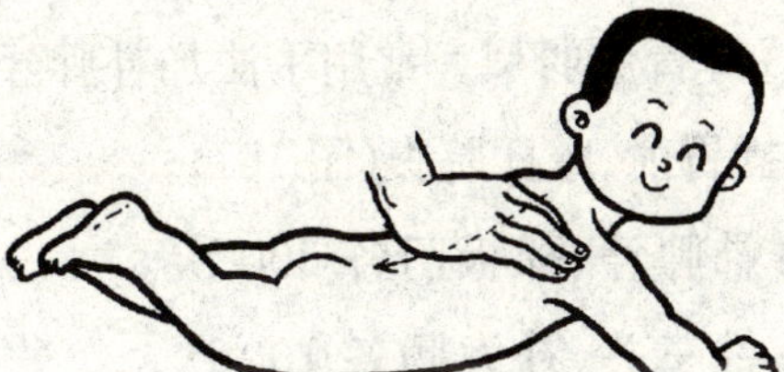

⑥ 掌擦肩背部

图 149　肺热伤津型进行性肌营养不良按摩

②湿热浸淫型。常用手法加推擦大腿内侧(图 150)及按揉三阴交、太冲、阴陵泉。

- 单掌推擦大腿内侧,自上向下,以热为度。
- 按揉太冲、三阴交、阴陵泉各 1 分钟。

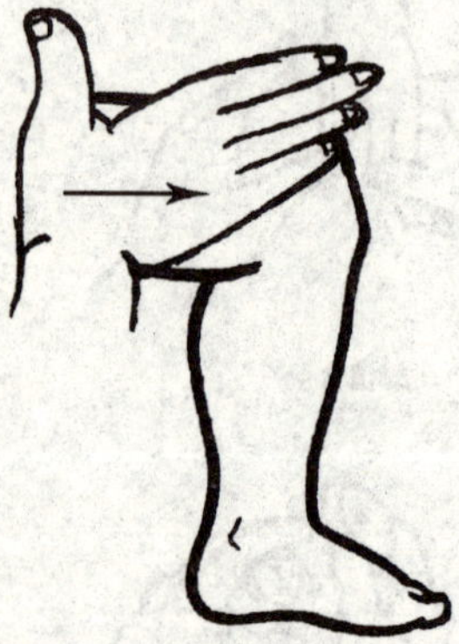

① 推擦大腿内侧

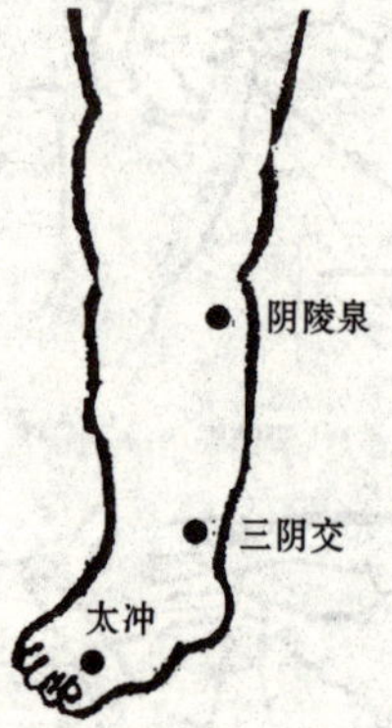

② 按揉阴陵泉、三阴交、太冲

图 150　湿热浸淫型进行性肌营养不良按摩

③脾胃虚弱型。常用手法加补脾经、揉板门、推三关、补大肠、按揉脾俞、按揉胃俞、摩揉脘腹(图 151)。

- 补脾经、揉板门各 300 次。
- 推三关、补大肠各 100 次。
- 按揉脾俞、胃俞各 1 分钟。
- 患儿仰卧,以掌根摩揉脘腹 1～3 分钟。

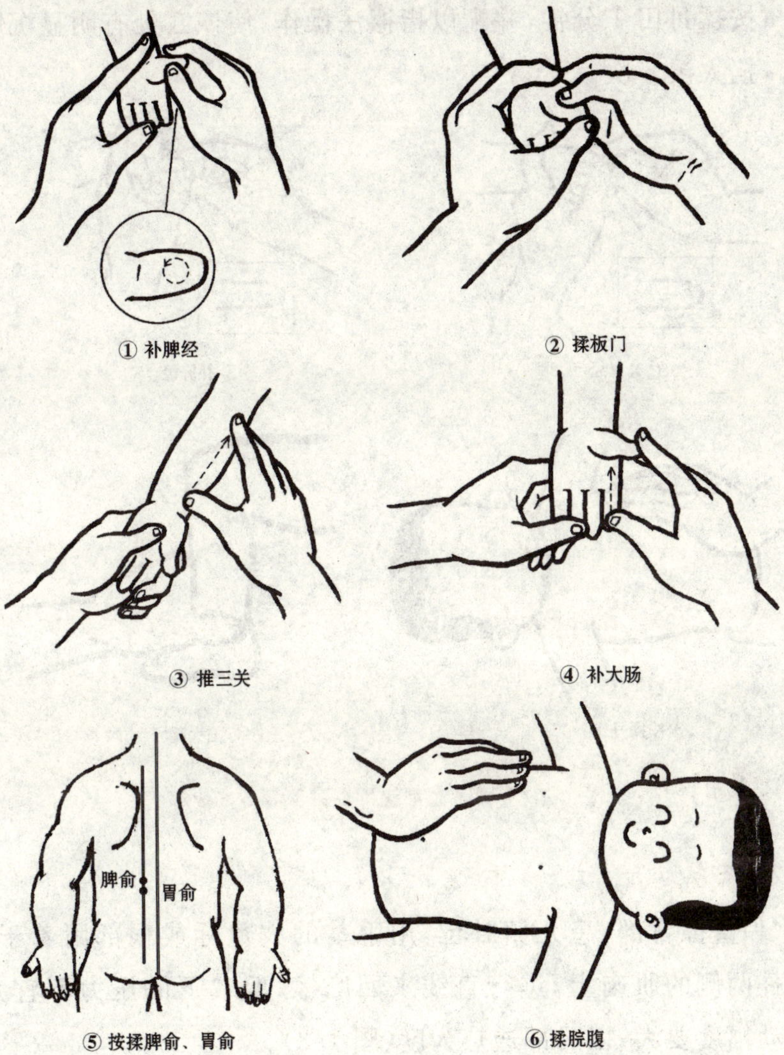

图 151　脾胃虚弱型进行性肌营养不良按摩

④肝肾亏损型。常用手法加补肾经、补肝经、擦少腹部、按揉丹田、掐太溪(图 152)。

- 补肾经、补肝经各 100 次。
- 横擦腰骶部,斜擦少腹部,均以热为度。

•按揉丹田 1 分钟，并配以指振法操作，使该穴处有明显沉胀感。

•掐太溪 5 次。

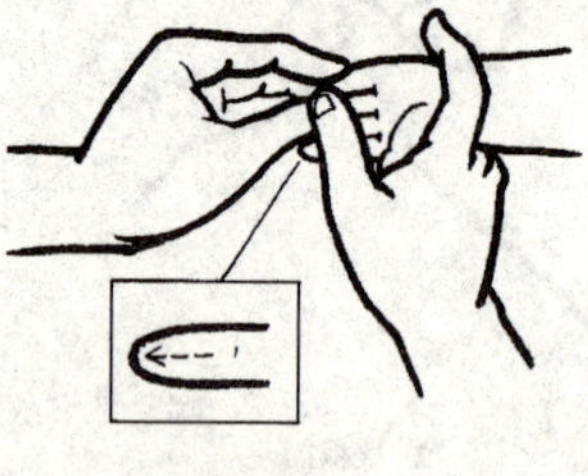

① 补肾经

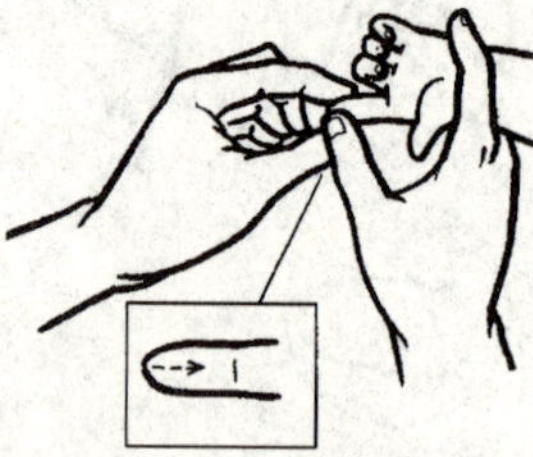

② 补肝经

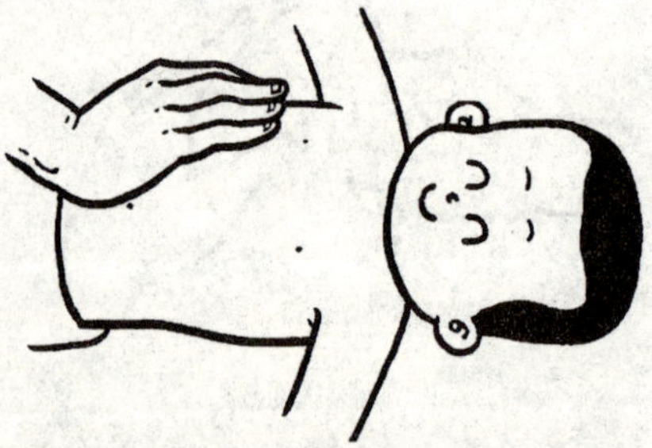

③ 按揉丹田

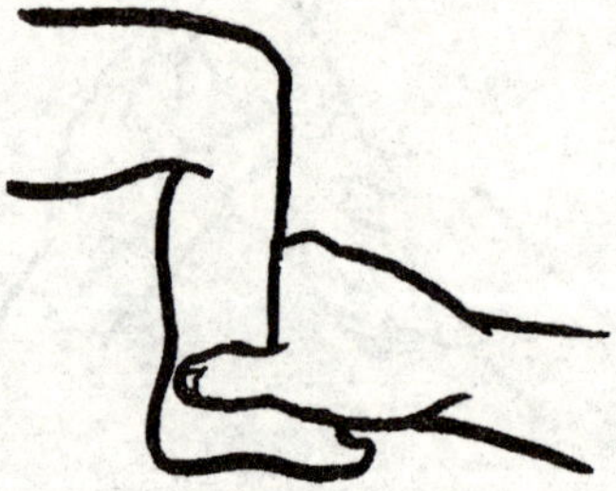

④ 掐太溪

图 152 肝肾亏损型进行性肌营养不良按摩

2. 按摩方法二

(1)直擦背部：患儿俯卧位，用手掌的大鱼际或根部附着于脊柱或脊柱两侧的肌肉上，进行直线来回摩擦，但掌下的压力不宜太大，而推动幅度要大，以局部透热为度(图 153)。

(2)按揉腰骶：患儿俯卧，以拇指按揉法，在腰骶部进行反复操作，时间为 2～5 分钟。然后，以虚掌叩击腰骶部 50 次。

(3)拿揉四肢：上肢以上臂、肘关节、前臂为重点；下肢以外侧前缘为重点。由轻到重，力量均匀的进行拿揉，时间为 2～5 分钟。

(4)活动关节：患儿仰卧位，被动屈伸患儿的肘关节、腕关节、膝关节、踝关节等。反复操作 1～3 分钟。

(5)搓揉四肢：以双手掌面挟住四肢的一定部位，相对用力做快速搓揉，上下往返移动。但搓揉要快，移动要慢。时间为 1～3 分钟。

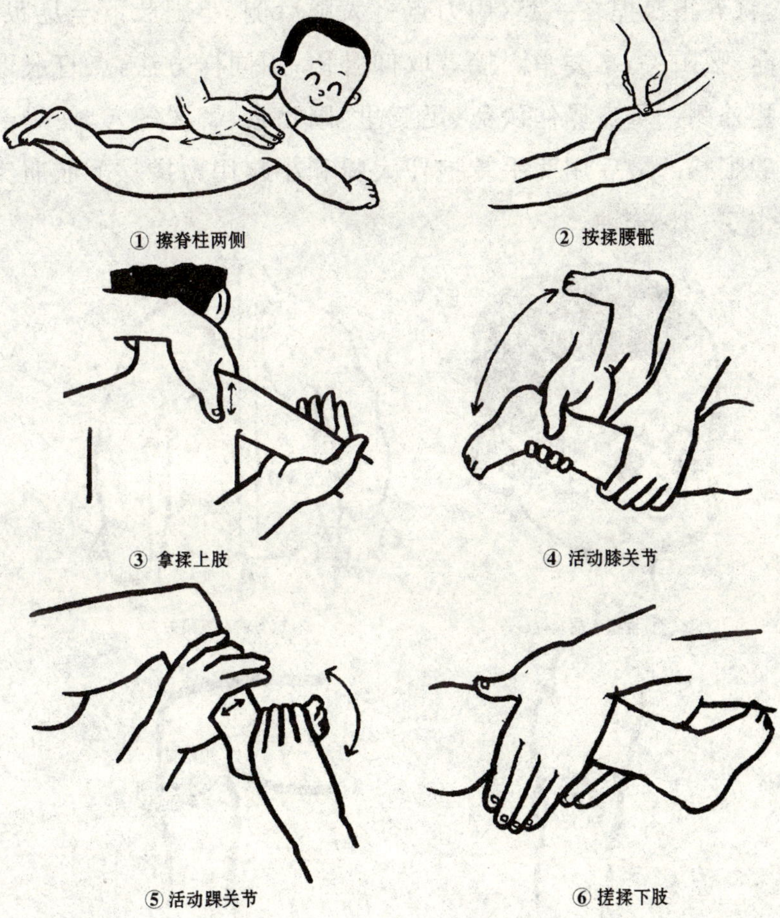

图 153　进行性肌营养不良按摩(2)

3. 按摩方法三

(1)面部：患儿坐位，以推揉法自攒竹斜向瞳子髎、颊车，反复操作 5～10 次(图 154)。

(2)颈及上肢：患儿坐位，以推法自风府至大椎、肩井等处往返数次，再用按揉法施于肩、肘、腕关节周围。反复操作 2～5 分钟。

(3)腰及下肢部：患儿俯卧位，以掌根横擦尾骶部，以透热为度。然后，将五指撮捏在一起，用力点打大腿后侧、小腿肚下至足跟，配合按肾俞、腰阳关，拿委中。接着取仰卧位，用同样方法，点打股四头肌至小腿外侧。重点操作伏兔、足三里、阳陵泉、解溪等穴，使局部有较强的酸胀感。最后用两手掌抱住大腿和小腿用力搓揉下肢肌肉。每次操作 5～10 分钟。

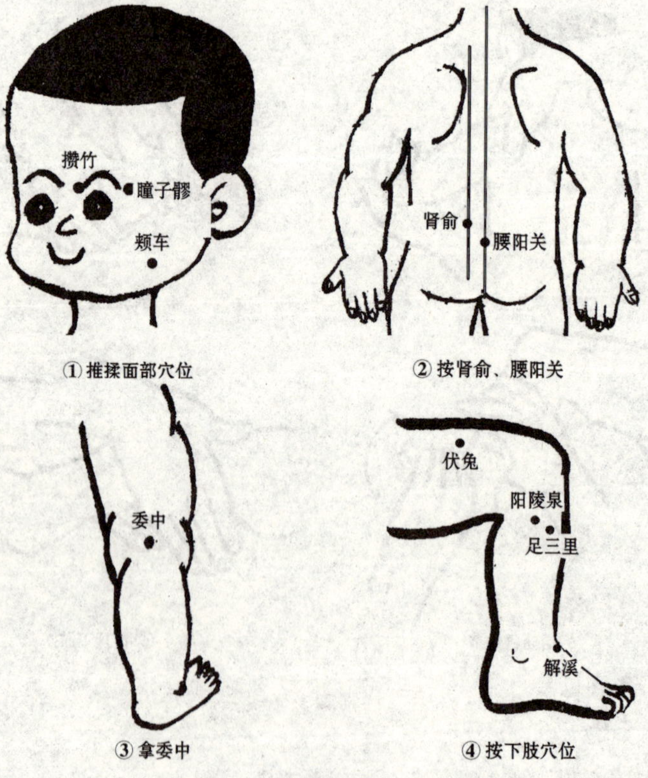

图 154　进行性肌营养不良按摩(3)

(四)预防调摄

1. 本病目前无特殊治疗,应设法使患儿进行适当的肌肉活动,按摩的同时,可配合针灸、理疗等,以延缓肌肉的萎缩及防止肌肉的萎缩。

2. 平时应加强饮食营养,多食高蛋白、水果、新鲜蔬菜。但体重不宜增加大多,否则不利于活动。

3. 积极预防和及时治疗呼吸道感染等多种疾病。

4. 对于患儿要加强护理,对长期卧床者,应特别注意避免发生压疮。定时翻身,白天每 2 小时翻身 1 次,夜间 3～4 小时翻身 1 次;使患儿经常保持皮肤的清洁,促进血液循环;床铺要清洁整齐,保持干燥、平坦、无渣屑。

十四、面神经麻痹

(一)概述

面神经麻痹是面神经受损伤引起的面部肌肉运动障碍的一种病证,又称“面瘫”“口眼歪斜”。本病分为中枢性面神经麻痹和周围性面神经麻痹两类,这里介绍的是周围性面神经麻痹。本病可发生在任何年龄,以青壮年多见,在小儿中也可出现。患本病后病人不仅觉得痛苦,也影响美容。

现代医学认为,本病多由急性非化脓性茎乳突孔内的面神经炎引起。一般认为,可能是局部营养神经的血管因受风寒而痉挛,导致该神经缺血水肿而致病,也可能与局部的病毒感染有关。

本病的常见症状为发病突然,患儿多在清晨醒来时发现一侧眼睛不能闭合，嘴歪向一侧，不能漱口，面部肿胀或有牵掣感，耳下或乳突部常有疼痛感觉，病侧面部表情消失，鼻唇沟变浅或歪斜，说话漏风，口角流涎，进食时食物常停留在病侧齿颊之间，有的还可出现味觉减退或听觉过敏的症状。

（二）中医学认识

中医学认为本病是由风寒邪气侵袭面部经络，导致经脉气血运行不畅，经筋失于濡养，纵缓不收而发病。

（三）抚触按摩疗法

1. 按摩方法一

（1）患儿坐位或仰卧，以两手拇指分抹前额至太阳，反复 15～30 次，然后点揉双侧太阳 1 分钟（图 155）。

（2）患儿仰卧，头向健侧偏斜，以掌根轻轻横擦小儿患侧面部，以透热为度。

（3）以指端先按后揉阳白、四白、迎香、地仓、颊车、下关等穴位，每穴操作 30 秒至 1 分钟。

（4）以拇指指端按揉患侧和健侧合谷穴各 1 分钟。

（5）患儿俯卧，以掌直擦患儿脊柱两侧的肌肉组织，以透热为度。

（6）患儿坐位，点揉双侧风池，以局部有酸胀感为宜。

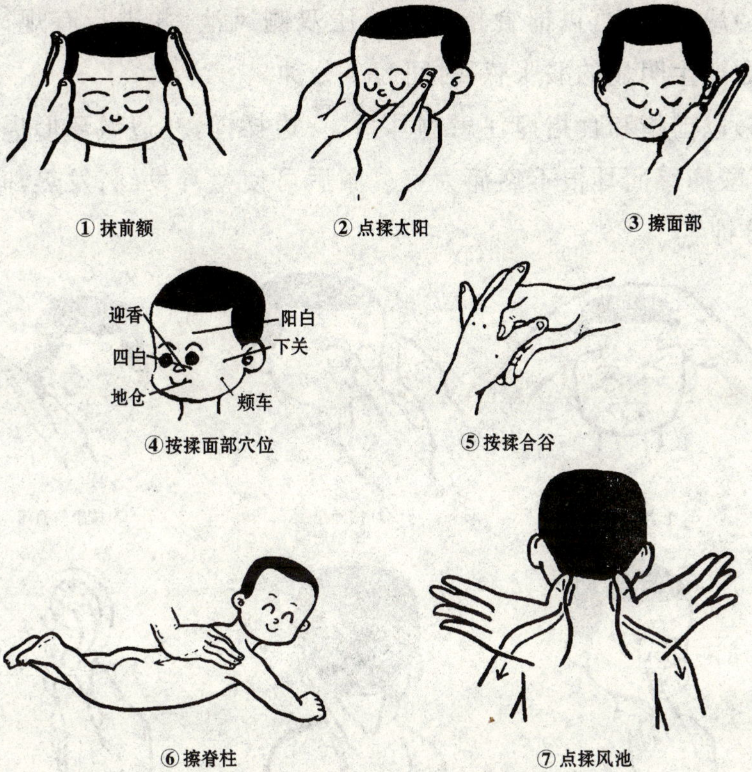

图 155　面神经麻痹按摩(1)

2. 按摩方法二

(1)患儿仰卧,以拇指指腹按揉额部两侧,时间为 1～3 分钟(图 156)。

(2)患儿仰卧,双眼尽量闭合,以指腹轻揉患侧眼睑周围 1～3 分钟。操作时不要触及眼睛,避免损伤皮肤。

(3)以两手心快速互擦,直至两手发烫,然后用擦烫的手按在患儿前额,按顺时针方向由额至颊部、耳边、下颌再回到额轻轻摩动 30 次,使面部发红并有温热感。

(4)以食指按压患侧迎香,并揉动 1 分钟,使该处产生酸胀感。

(5)患儿坐位,以拇食指分别按压双侧风池,并进行有规律的颤动,使之产生明显的酸胀感,时间为1分钟。

(6)以拇指和食指捏住患侧耳垂,一边揉捏,一边做环形提拿,使耳垂有酸痛感而耳根不疼痛为宜。做后可使整耳发红、发热,时间为1~3分钟。

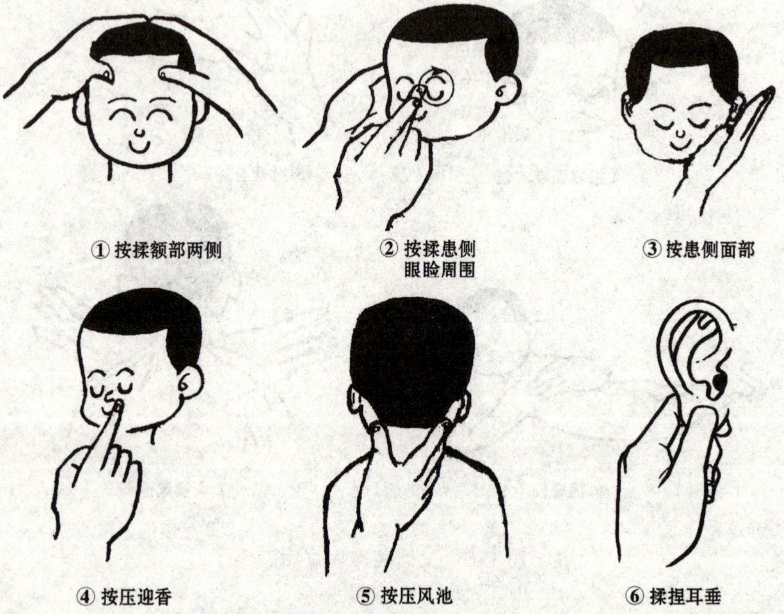

图156 面神经麻痹按摩(2)

3. 按摩方法三

(1)患儿仰卧位,以拇指先推揉百会,再依次推揉印堂和患侧的睛明、太阳、颊车、地仓、迎香、风池、风府、人中、合谷,依次操作5~10分钟(图157)。

(2)患儿坐位,以拇指、食指、中指着力,轻轻提捏患侧面部肌肉,一松一紧,反复操作5~10次。

(3)以四指掌面或小鱼际置于患侧面部，同时适当着力，轻轻擦之，以面部有温热感为宜。

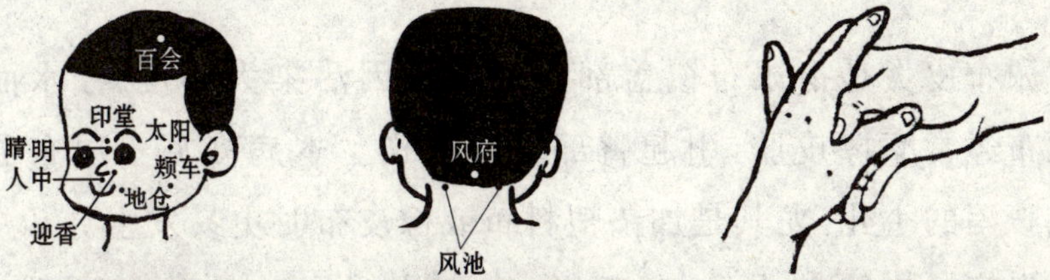

① 按揉面部穴位　② 按揉风府、风池　③ 按揉合谷

图 157　面神经麻痹按摩(3)

(四)预防调摄

1. 积极预防　在日常起居中，小儿要防寒保暖。夜间入睡时不要敞窗户，尤其在夏天午睡或晚睡时不要贪图凉快而对着风扇吹。

2. 加强患儿护理

(1)患儿在按摩期间不要过劳，避免吹风受凉，不用冷水洗脸。

(2)平时患儿应适当进行身体锻炼，增强身体抵抗力。饮食宜清淡。

(3)在发病的早期，按摩手法不宜过重。

(4)按摩治疗时，患侧和健侧面部可同时操作或交替进行，但健侧手法宜轻，患侧宜重。

(5)对于年龄较大的患儿，除家长按摩外，还可把上述方法教给患儿，使其经常进行自我按摩，以提高疗效。

十五、尿布皮炎

(一)概述

尿布皮炎是指尿布覆盖部位的皮肤因沾染大小便、汗水而使潮湿尿布经常摩擦皮肤,引起臀部皮肤损伤。本病多见于尿布更换不勤或腹泻的小儿,尤其是加垫塑料布或橡皮布时更易发生。

患病时皮肤首先发红、粗糙,有细小鳞屑。继而为斑丘疹或疱疹,偶可有针尖样小脓疱,重者有糜烂、渗液,甚至溃疡,这种情况更有利于细菌或念珠菌的感染。病变常位于尿布覆盖部位,可向外蔓延至腹壁、大腿等处。婴儿卷曲睡眠时,足跟长时间紧贴湿热尿布,亦可得皮炎。腹股沟、臀缝等处皮肤褶缝处,因两面皮肤紧贴,不接触尿布,可无皮炎发生。

(二)中医学认识

1. 病因病机　中医学认为,本病是由于外感湿热浸淫皮肤或由于饮食不当而致伏火内盛,加之外邪刺激,内外合邪而致局部病症。

2. 辨证分型

(1)热重于湿:本证多在炎症初期,患处皮肤可见发红,粗糙,有或无丘疹,遇热加重,得凉减轻。患儿可见舌红,脉数。治疗要以清热为主。

(2)湿重于热:本证多在炎症后期,患处皮肤出现斑丘疹或疱疹,重者有糜烂、渗液,局部瘙痒。患儿可有烦躁不安,哭闹不止,舌红脉数,食欲缺乏等表现。治疗要以利湿为主。

(3)湿热并重:患处皮肤可见灼红,且有小脓疱,或溃破、渗出液体，瘙痒不止，患儿烦躁、饮食减少。治疗要清热、利湿并重。

（三）抚触按摩疗法

1. 主要手法

（1）补脾经 200 次（图 158）。

（2）清肺经 200 次。

（3）清肝经 200 次。

（4）捣揉小天心 100 次。

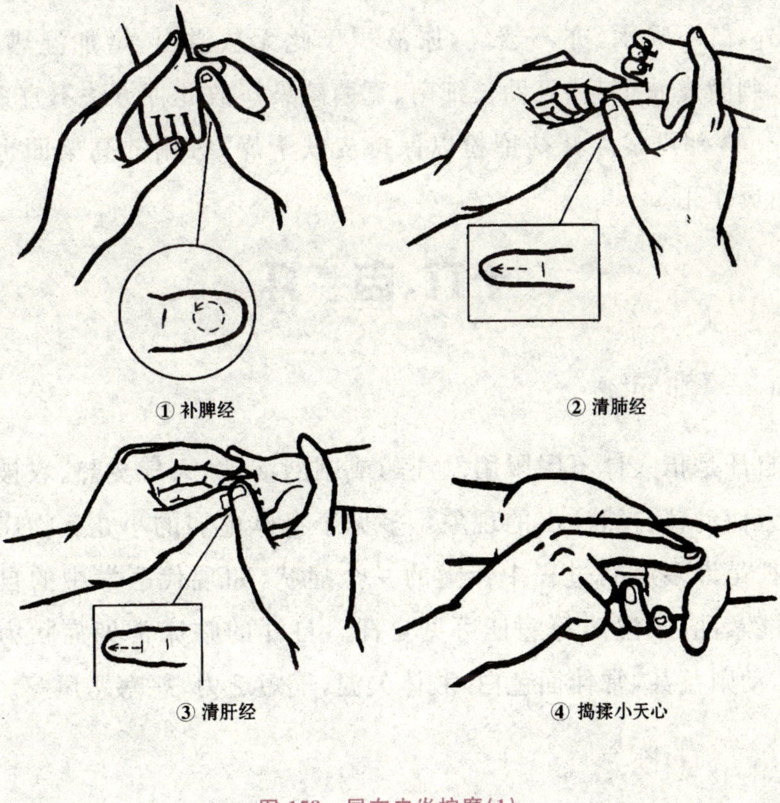

图 158　尿布皮炎按摩(1)

2. 随证加减

(1)热重于湿:加推六腑 200 次。

(2)湿重于热:加揉阴陵泉 2 分钟。

(3)湿热并重:加揉曲池 2 分钟。

(四)预防调摄

1. 勤换尿布,每次大便后用温水清洗臀部,并给予柔和的按摩,避免皮肤潮湿。尿布以软旧的被单改制或用吸水力强的白色纱布制成为好。现一般家庭多采用橡胶或塑料垫于新生儿身下,或包在干尿布外,既不吸水,亦不透气,尿液积于此无从溢出,增加湿热,产氨更多,刺激皮肤更甚,且助长细菌、真菌感染。故此种方法不宜采用。

2. 臀部可常涂抹祛痱粉以保持皮肤干燥,家用的高粱面也有干燥、消炎作用。

十六、自　汗

(一)概述

自汗是指人体不因服用发汗药或剧烈活动、天气炎热、衣被过厚等因素而动辄自然汗出的现象。多见于身体虚弱的小儿。临床中自汗往往是许多疾病过程中伴随的一个症状,如现代医学中的自主神经功能紊乱、风湿热等病证可见自汗。自汗的临床常见症状为时时汗出,动则益甚,常伴面色白,肢体欠温,气短乏力,恶寒恶风等。

(二)中医学认识

1. 病因病机　中医学认为,“阳加于阴谓之汗”,由阳气蒸发津液从汗孔出于体表，即是汗。本病的形成是由于营卫不和、脾肺气虚、胃热炽盛等致卫气不固，津液外泄而出现自汗现象。基本病理属阳虚。活动时机体阳气耗散，更加虚损，而津液随耗散之阳气外泄，故出汗更加明显。

2. 辨证分型

(1)营卫不和：本证表现为外感表证，症见时时汗出，头痛恶风、鼻塞流涕，周身酸痛，口不渴，胃纳欠佳。舌淡红，苔薄白。治疗要调和营卫。

(2)脾肺气虚：这是较常见的证型。气虚之象明显，症见时时汗出，动则尤甚，气短或咳嗽，面色白，肢体欠温，唇淡，平时易感冒。舌质淡，苔薄白。治疗应补脾益肺。

(3)胃热炽盛：这是热盛的见证，表现为自汗频出，汗量较多，口渴喜冷饮，高热面赤，烦躁不宁，口渴欲饮水，大便干燥，小便短赤，舌质红，苔黄。治疗以清热为主。

(三)抚触按摩疗法

1. 按摩方法一

(1)主要手法：包括补脾经、补肺经、揉肾顶、揉肾纹、捏脊及掐揉足三里，按揉脾俞、肺俞(图 159)。

①补脾经、补肺经各 300 次。

②揉肾顶 2 分钟。

③揉肾纹 1 分钟。

④患儿俯卧位，捏脊 5～10 遍。

⑤掐揉足三里 1 分钟。

⑥按揉肺俞、脾俞各 1 分钟。

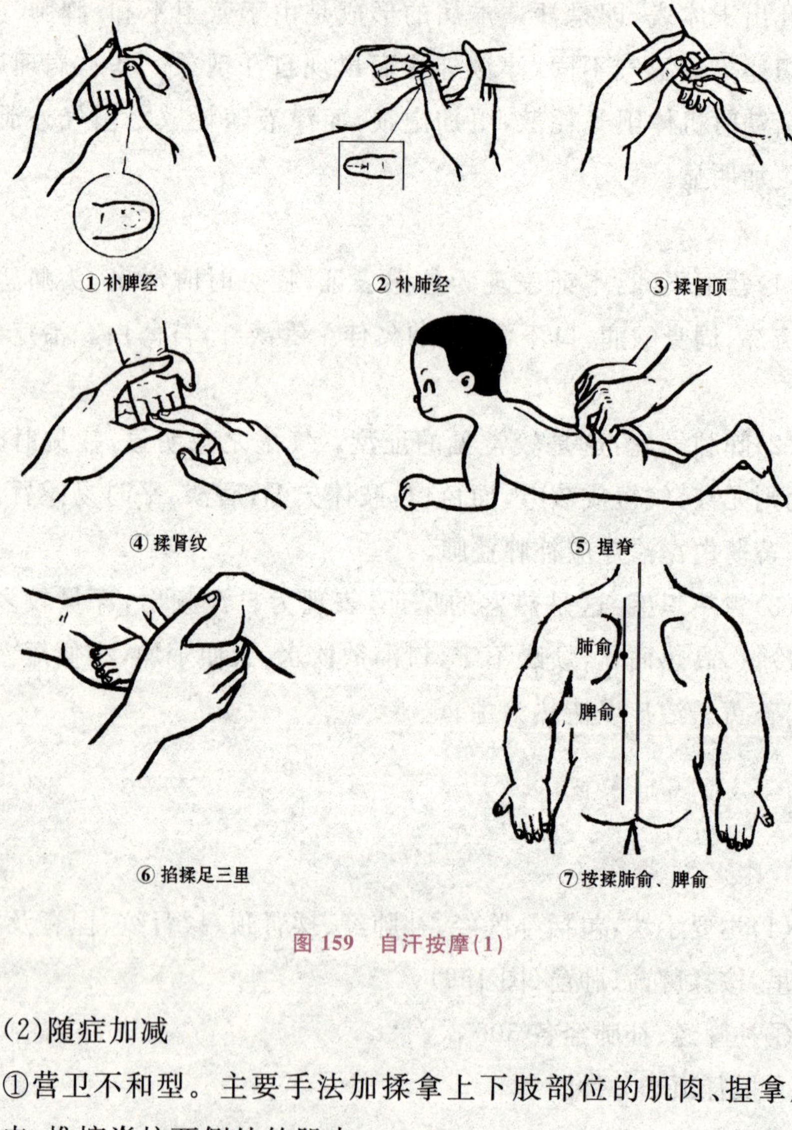

图 159　自汗按摩(1)

(2)随症加减

①营卫不和型。主要手法加揉拿上下肢部位的肌肉、捏拿肩井处肌肉、推擦脊柱两侧处的肌肉。

- 揉拿上下肢部位的肌肉，并做掌擦法，每部位 5～8 次。
- 双手捏拿肩井处肌肉 5～10 次。
- 患儿俯卧，以单掌推擦脊柱两侧处的肌肉，以透热为度。

②脾肺气虚型。主要手法加推三关、揉板门、揉中脘、揉膻中、揉三阴交(图 160)。

- 推三关、揉板门各 100 次。
- 揉中脘 2～5 分钟。
- 揉膻中、三阴交穴 1 分钟。

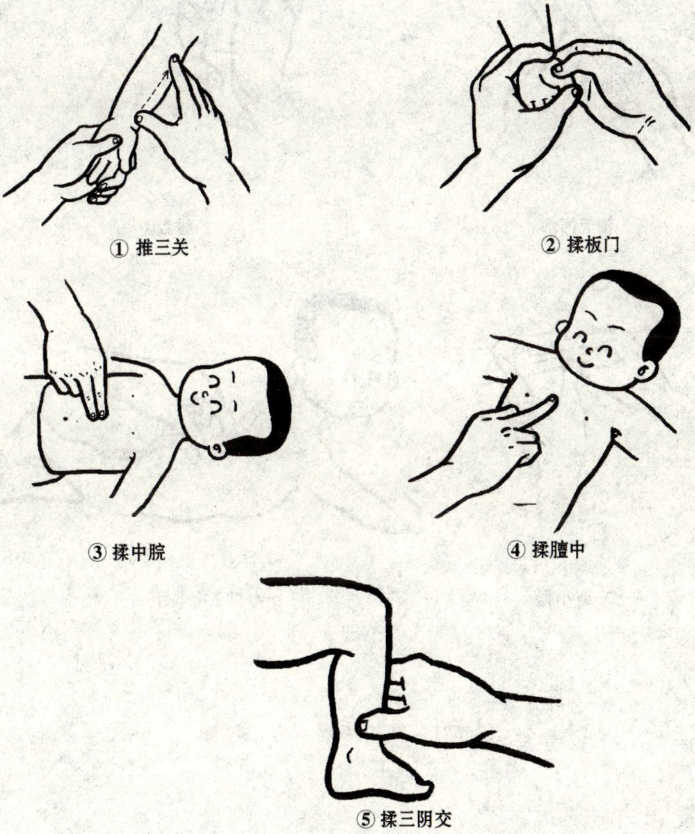

图 160　脾肺气虚型自汗按摩

③胃热炽盛型。主要手法去补脾经、补肺经,加清天河水、推六腑、清小肠、推下七节骨(图 161)。

①清天河水、推六腑各 200 次。

②清小肠 200 次。

③推下七节骨 300 次。

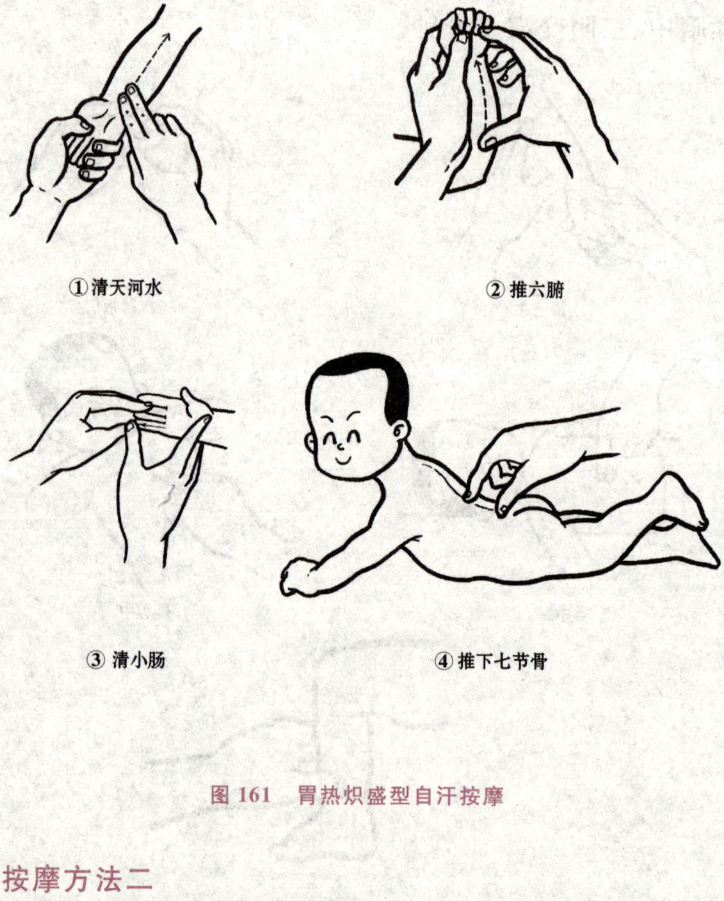

图 161　胃热炽盛型自汗按摩

2. 按摩方法二

(1)患儿仰卧,顺时针揉摩神阙 2～5 分钟(图 162)。

(2)以掌根逆时针揉摩丹田 2 分钟。

(3)患儿俯卧位,以掌根推擦背部肌肉 1～3 分钟。

(4)按揉足三里 1 分钟。

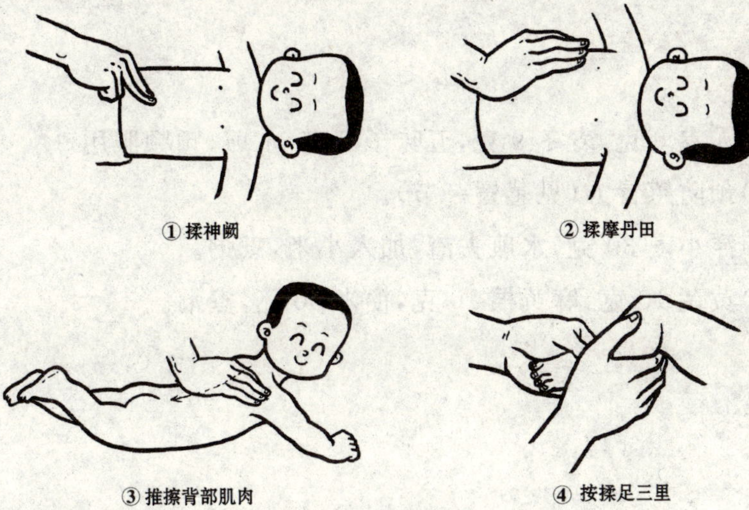

图 162 自汗按摩(2)

(四)预防调摄

1. 预防 合理喂养,慎于起居 小儿易伤食而致脾胃虚弱,脾肺气虚易于导致自汗。因此,应当积极调理小儿脾胃,同时防寒保暖,预防外感疾病的发生。

2. 加强患儿的护理

(1)对患自汗的小儿应加强护理,勤换衣物,并随时用柔软干净的布擦身,以保持皮肤干燥。

(2)避免直接吹风,以免感冒,发生其他病变。

(3)多给患儿饮水、给予清淡易消化的食物,切忌辛辣肥甘之品。

(4)对于大汗淋漓的患儿,应及时请医生诊治、以免发生虚脱等危险情况。

3. 预防性抚触按摩 可经常用补中益气按摩法为小儿进行抚触按摩。

4. 食疗

(1)人参 6 克,麦冬 9 克,五味子 6 克,水煎,频频服用。

(2)预防感冒方(见感冒一节)。

(3)浮小麦 30 克,水煎去渣,加入小米,煮粥。

(4)黄芪 10 克,麻黄根 10 克,粳米 50 克,煮粥。